JOSÉ ANTONIO CAMACHO CONDE

ENFERMEDAD DE PARKINSON
IMPLICACIONES AUTONÓMICAS Y AFECTIVAS

WANCEULEN Editorial
WANCEULEN MÉDICA

Título: ENFERMEDAD DE PARKINSON. IMPLICACIONES AUTONÓMICAS Y AFECTIVAS
Autores: JOSÉ ANTONIO CAMACHO CONDE

Editorial: WANCEULEN EDITORIAL
Sello Editorial: WANCEULEN MÉDICA

ISBN (Papel): 978-84-17964-91-7
ISBN (Ebook): 978-84-17964-92-4

DEPÓSITO LEGAL: SE 2302-2019

Impreso en España. 2019

WANCEULEN S.L.
C/ Cristo del Desamparo y Abandono, 56 - 41006 Sevilla
Dirección web: www.wanceuleneditorial.com y www.wanceulen.com
Email: info@wanceuleneditorial.com

ÍNDICE

PREFACIO

La enfermedad de Parkinson (EP) es una enfermedad neurodegenerativa, la segunda con mayor prevalencia, después de la enfermedad de Alzheimer (EA) (Hague, Klaffke & Bandmann, 2005; Tolosa, Wenning & Poewe, 2006) y afecta a cerca de 1% de la población mayor de 60 años (De Lau & Breteler, 2006).

Se caracteriza por los problemas motores que ocasiona, cuyas principales características clínicas son la lentitud de movimientos (bradicinesia), temblor, rigidez e inestabilidad postural (Savit, Dawson & Dawson, 2006), relacionadas con la pérdida de más del 80% de las neuronas dopaminérgicas de la parte compacta de la sustancia negra (Hornykiewicz, 1963; Javoy-Agid, 1982).

La enfermedad también presenta síntomas "no motores" (Chaudhuri, Yates & Martinez-Martin, 2005; Chaudhuri, Healy & Schapira, 2006), tales como disfunción autonómica, dificultad para percibir olores (hipoxemia), dolor, alteraciones del sueño nocturno, exceso de sueño durante el día, fatiga, deterioro cognitivo, ansiedad y depresión (tabla 1).

Las manifestaciones de disfunción autonómica más comunes en la EP pertenecen al área cardiovascular, gastrointestinal, sistema termorregulatorio, urinario y sexual, con síntomas tales como la incontinencia urinaria, el estreñimiento o la disfagia, incluso en estadios muy tempranos (Verbaan, 2007).

Impactan directamente sobre la calidad de vida de los pacientes (Sławek, Derejko & Lass, 2005; Schrag, Jahanshahi & Quin, 2000; Global Parkinson's Disease Survey Steering Committee, 2002), por lo que resulta fundamental prestarles la atención debida para aplicar los tratamientos adecuados, así como para poder explorar nuevas aproximaciones terapéuticas. Además, muchas de estas manifestaciones suceden, incluso, antes de que comiencen a aparecer los primeros síntomas y/o problemas motores.

La disfunción autonómica en la EP fue reconocida desde las primeras descripciones realizadas por James Parkinson en 1817 (Parkinson, 1817), si bien actualmente su evaluación depende de test específicos, frecuentemente engorrosos y no siempre disponibles en todos los centros. Además, la disparidad de metodologías empleadas complica el establecimiento de valoraciones homogéneas e impide la comparación de resultados.

La investigación del papel que juega el sistema nervioso autónomo en esta enfermedad se ha centrado en evaluar sus síntomas orgánicos a través de tests específicos para cada uno de ellos, sin que hubiera investigaciones empíricas que aplicaran un instrumento de valoración estandarizado, validado y global de dichos trastornos, lo cual resulta fundamental para establecer el cuadro clínico completo de la enfermedad[1].

Tabla 1. **Manifestaciones clínicas de la enfermedad de Parkinson**
• Temblor de reposo
• Rigidez
• Bradicinesia
• Inestabilidad postural
• Depresión, ansiedad
• Inestabilidad postural
• Alteraciones cognitivas, deterioro cognitivo leve, demencia
• Disartria
• Trastornos del sueño
• Anomalías olfatorias
• Disfagia
• Estreñimiento
• Disfunción urinaria
• Disfunción sexual
• Dolor, parestesias, calambres
• Dermatitis seborreica

[1] http://www.portalesmedicos.com/medicina/noticias/1687/1/Investigadores-del-CIBERNED-confirman-la-validez-de-un-instrumento-para-evaluar-la-intensidad-de-la-disfuncion-autonomica-global-en-la-enfermedad-de-Parkinson/Page1.html?/1687/1/Investigadores-del-CIBERNED-confirman-la-validez-de-un-instrumento-para-evaluar-la-intensidad-de-la-disfuncion-autonomica-global-en-la-enfermedad-de-Parkinson/Page1.html

Capítulo 1.
DESCRIPCIÓN DE LA ENFERMEDAD DE PARKINSON

1. Introducción

La EP recibe su nombre del médico James Parkinson, que por primera vez describió los síntomas de la enfermedad en el año 1817. Se reconoce tanto en ambientes médicos como no-médicos por la manifestación predominante del temblor, aunque lo realmente definitorio es la lentitud de movimientos o "bradicinesia". Inicialmente, James Parkinson la denominó "parálisis agitante", poniendo de relieve sus dos componentes más característicos: la acinesia (parálisis) y el temblor (agitación) (Oppenheim, 1901).

La EP es un trastorno del sistema nervioso caracterizado por alteraciones en los movimientos corporales, aunque también pueden manifestarse otro tipo de síntomas. La enfermedad conduce con el tiempo a una incapacidad progresiva debido a la destrucción de las neuronas pigmentadas de la sustancia negra.

La dopamina es un neurotransmisor monoaminérgico importante y responsable del control de los movimientos corporales. En las personas con EP existe una carencia de dopamina en el cerebro y esto genera problemas en las conexiones nerviosas relacionadas con el control del movimiento (Scatton, Javoy-Agid, Rouquier, Dubois & Agid,1983; Fearnley & Lees, 1991; Höglinger et. al., 2004).

Los síntomas de la EP suelen aparecer de modo gradual, habitualmente primero en un lado del cuerpo, para progresar con lentitud a lo largo del tiempo. Los principales síntomas físicos de la EP son lentitud de los movimientos, rigidez y a veces temblor y pérdida del equilibrio, aunque el tipo y la intensidad de los síntomas puede variar en cada persona. Al progresar la EP pueden aparecer síntomas diferentes.

La prevalencia mundial de la EP se estima en 6,3 por millón de habitantes (Baker & Graham, 2004). Más del 10% de los pacientes con EP son diagnosticados antes de los 50 años de edad (García, Suárez, Dávalo & Castillo, 2008).

En la actualidad no es posible curar la EP, pero si se pueden tratar los síntomas de forma efectiva mediante el manejo de diversos fármacos. Estos medicamentos ayudan a que las personas con EP puedan realizar las labores de la vida diaria y continúen disfrutando de una buena calidad de vida durante muchos años.

2. El parkinsonismo

El término parkinsonismo designa un grupo de procesos, entre ellos la EP, que produce lentitud de movimientos, rigidez, dificultad para mantener la estática y caminar y ocasionalmente temblor de reposo. Establecer, un diagnóstico específico y definido de la EP resulta a veces difícil, ya que todos los parkinsonismos pueden producir síntomas similares.

Las enfermedades siguientes pueden confundirse con la EP:

- **Temblor esencial**. Se caracteriza por temblor distal, preferentemente en las extremidades. Sin embargo, a diferencia del temblor que aparece la EP, el esencial afecta habitualmente a los brazos y a la cabeza, típicamente se observa en dos lados del cuerpo y empeora cuando se realiza alguna actividad. El temblor de la EP puede afectar a cualquiera de las extremidades y aparece cuando se está en reposo.
- **Parkinsonismo inducido por fármacos**. Ciertos fármacos pueden producir síntomas similares a la EP. En estos casos, los síntomas suelen desaparecer cuando se suspende la medicación.
- **Parkinsonismo vascular**. Este tipo aparece en personas que sufren una enfermedad cerebrovascular y tienen en común características similares a las que produce la EP, pero los pacientes no responden tan bien a la medicación dopaminérgica como los que padecen EP.
- **Parkinsonismos atípicos**. Son un grupo de trastornos que inicialmente se asemejan a la EP, pero que suelen tener una evolución diferente (más rápida y grave) y una peor respuesta

farmacológica. Entre ellos se incluyen la atrofia multisistémica, la parálisis supranuclear progresiva y la degeneración corticobasal.

En general, se puede concluir que, en los parkinsonismos:

- Existe una peor respuesta a los fármacos con levodopa u otros agentes farmacológicos agonistas dopaminérgicos.
- Se detectan otras áreas cerebrales afectadas.
- Predomina la acinesia intensa, con escaso temblor.
- Presenta una evolución más rápida que el Parkinson idiopático.
- Tiene mayor riesgo de deterioro físico (invalidez) y mental (demencia).

3. Diagnóstico de la EP

El diagnóstico de la EP se realiza a partir de los datos clínicos, tras la observación médica y el desarrollo de una buena anamnesis y exploración física (Grandas, 2007).

Los síntomas principales de la EP son la lentitud de movimientos, la rigidez y, en ocasiones, el temblor y la pérdida del equilibrio, y la combinación particular de estos síntomas puede permitir al facultativo establecer el diagnóstico de EP. Los primeros signos de la EP se pueden manifestar como un aumento de la dificultad para realizar movimientos precisos, por ejemplo, al escribir, coser, afeitarse, etcétera. Se debe interrogar sobre la presencia de otros síntomas que pueden aparecer ya en fases preclínicas o iniciales de una EP, como sensación de torpeza o lentitud, sialorrea, depresión, dolor, escasa fuerza al hablar (hipofonía), micrografía, y trastorno de la conducta durante el sueño REM, etc.

Algunos autores (Postuma, Gagnon & Montplaisir, 2010) han dejado constancia de la existencia de que algunos síntomas no motores pueden aparecer antes que los motores, y condicionan la fase denominada "premotora" de la EP como la hiposmia, el trastorno de conducta del sueño en fase REM (TCSREM)[2], el estreñimiento[3] y la depresión[4]. También existe en concepto de EP "preclínica", en la cual, no existe síntoma alguno, pero se supone que el paciente desarrollará en el futuro una EP gracias a la existencia de biomarcadores (básicamente genéticos).

Con respecto a la fase "motora" el médico ha de observar los gestos y la frecuencia del parpadeo de la persona, la presencia de un reflejo glabelar patológico (signo de Meyerson), la fluidez y la velocidad de los diferentes movimientos de manos o pies, la simetría o no de los movimientos asociados de los brazos durante la marcha, las alteraciones de ésta o del equilibrio. Además, es necesario valorar el tono muscular de las extremidades, el grado de resistencia para completar el recorrido articular, y si se incrementa al realizar movimientos voluntarios con la extremidad contralateral (signo de Froment). Basados en estos hallazgos los grupos de expertos han confeccionado listas de criterios diagnósticos casi siempre basadas en datos clínicos: La más usada es la del Brain Bank de Londres y la de Gelb (tablas 2-4).

---

[2] Explicación de esta parasomnia en el punto: 2.6.2. Trastornos del sueño.
[3] Explicación de esta disfunción en el punto: 2.6.1.1. Estreñimiento
[4] Explicación de este trastorno en el punto: 2.6.4.1. Depresión

Tabla 1.1. **Criterios diagnósticos del Banco de Cerebros de la Sociedad de Enfermedad de Parkinson del Reino Unido (UK-PDSSB) Parkinson's Disease Society Brain Bank[1]**
Diagnóstico de parkinsonismo • Bradicinesia • Al menos une de los siguientes: - Rigidez muscular - Temblor de reposo a 4-6 Hz - Inestabilidad postural no debida a alteración visual primaria, vestibular, cerebelosa o propioceptiva ***Criterios de exclusión para la EP*** • Historia de ictus repetidos con progresión escalonada • Historia de traumatismo craneal repetido • Historia de encefalitis y/o crisis oculógiras • Tratamiento neuroléptico o con depletores de monoaminas • Más de un familiar afectado • Remisión sostenida • Manifestaciones estrictamente unilaterales después de 3 años • Parálisis supranuclear de la mirada • Signos cerebelosos • Alteración autonómica precoz y grave • Demencia grave precoz • Signo de Babinski • Tumor cerebral o hidrocefalia • Respuesta negativa a dosis altas de levoaopa (excluida la mala absorción) • Exposición a MPTP[5] u otra neurotoxina ***Criterios adicionales de apoyo*** *(se requieren tres o más poro diagnóstico de EP definitiva)* • Inicio unilateral • Presencia de temblor de reposo • Afectación progresiva • Asimetría persistenteRespuesta excelente a la levodopa (del 70 al 100%) • Corea grave inducida por levodopa • Respuesta a la levodopa durante 5 años o más • Curso clínico de 10 años o más

[5] *MPTP: 1-metil-4-fenil-1,2,3,6-tetrahidropiridina*

Tabla 1.2. **Criterios diagnósticos de enfermedad de Parkinson (Gelb et al., 1999)**
Criterios para el diagnóstico de enfermedad de Parkinson POSIBLE Presencia de dos de los cuatro síntomas del grupo A; siendo necesario que uno de ellos sea temblor o bradicinesia (consultar Tabla III) **Adicionalmente:** - Ninguno de los hallazgos del grupo B debe estar presente. - O los síntomas del grupo A han estado presentes durante menos de 3 años y ninguno de los hallazgos del grupo B ha aparecido hasta la fecha (consultar tabla 4). **Adicionalmente:** - Respuesta evidente y mantenida a levodopa o a agonistas dopaminérgicos - O el paciente no ha recibido tratamiento adecuado con levodopa o agonistas dopaminérgicos. **Criterios para el diagnóstico de enfermedad de Parkinson PROBABLE** Presencia de tres de los cuatro síntomas del grupo A (consultar Tabla III) - Y ausencia de cualquier hallazgo del grupo B (nota: la duración de los síntomas de al menos 3 años es necesaria para cumplir este requisito) (consultar tabla 4) - Y respuesta sustancial y mantenida a levodopa o a agonistas dopaminérgicos **Criterios para el diagnóstico de enfermedad de Parkinson DEFINITIVA** Se cumplen todos los criterios de POSIBLE y la autopsia confirma el diagnóstico anatomopatológico.

Tabla 1.3. **Agrupación de los hallazgos clínicos de la enfermedad de Parkinson en función de su utilidad diagnóstica**
GRUPO A. Hallazgos característicos de la enfermedad de Parkinson - Temblor de reposo - Bradicinesia - Rigidez - Inicio asimétrico
GRUPO B. Hallazgos sugerentes de un diagnóstico alternativo - Inestabilidad postural prominente en los 3 primeros años del inicio de los síntomas - Freezing en los 3 primeros años - Alucinaciones no relacionadas con la medicación en los primeros 3 años - Aparición de demencia antes que los síntomas motores o en el primer año - Parálisis supranuclear de la mirada (excluyendo la limitación de mirada hacia arriba) o enlentecimiento de las sacadas verticales - Severa disautonomía no relacionada con la medicación - Documentación de una causa conocida de parkinsonismo que preceda a la aparición de los síntomas (p. ej.: lesiones cerebrales focales estratégicas o consumo de neurolépticos en los últimos 6 meses)

El diagnóstico puede ser dificultoso en fases muy precoces de la enfermedad. Por tanto, se suele requerir la realización de pruebas complementarias como las de neuroimagen y/o test neuropsicológicos. Hay que considerar que la verdadera aportación de estas pruebas en casos verdaderamente dudosos es, en la actualidad, desconocida.

Tanto la tomografía computadorizada (TC) como la resonancia magnética (RM), que producen imágenes de diferentes secciones del encéfalo, pueden utilizarse para descartar otros trastornos como causas de los síntomas del paciente. También se está usando cada vez más la sonografía transcraneal (ST) habida cuenta de la hiperecogenicidad que aparece en la sustancia negra de los pacientes con EP (Olivares Romero, 2013). Si el estudio radiológico parece normal, es posible, pero no seguro, que los síntomas se deban a la EP. De modo similar, se pueden usar otros estudios de diagnóstico por neuroimagen, en este caso denominada "funcional "como PET con fluorodopa y SPECT con Ioflupano (trasportador de dopamina) capaces de visualizar la dopamina en el encéfalo, para apoyar el diagnóstico de EP y eliminar otras causas, pero tampoco estas pruebas establecen con seguridad la presencia de EP. Por esta razón, el diagnóstico se suele basar en la exploración física y la observación evolutiva de los síntomas. Además, se pueden hacer otras pruebas, como radiografías y análisis, bioquímicos para confirmar que los síntomas no se deben a otras enfermedades.

El SPECT con Ioflupano, o DaTSCAN, técnicamente mucho mas asequible que el PET, se utiliza en el diagnóstico diferencial de la EP respecto a otras enfermedades, especialmente en el temblor esencial. El DaTSCAN suele ser normal en el temblor distónico y en el parkinsonismo de origen farmacológico, vascular o psicógeno y patológico en la EP. Su utilidad es mayor en aquellos síndromes tremóricos y parkinsonismos de origen incierto a los que se pretende diagnosticar precozmente (Ortega et al., 2007; National Collaborating Centre for Chronic Conditions (Great Britain), 2006; Grosset, Macphee, & Nairn, 2010; Kägi, Bhatia & Tolosa, 2010).

La combinación de este tipo de estudios, con datos premotores aumentarían la rentabilidad diagnóstica. Así, la especificidad y la sensibilidad aumentan si, además de hiposmia, existe alteración en el DaTSCAN en familiares de primer grado de EPI[6]. La combinación de TCSREM + DaTSCAN alterado +/- hiperecogenicidad de la sustancia negra por sonografía transcraneal posee una sensibilidad del 100 % y una especificidad del 55 % como marcador preclínico de EPI[7].

Otro tipo de estudio es la gammagrafía cardíaca con metaiodobencilguanidina (MIBG), que no se realiza para confirmar el diagnóstico de EP, sino únicamente cuando interesa el diagnóstico diferencial en fases precoces con otros parkinsonismos degenerativos (p.ej. la forma parkinsoniana de la atrofia multisistémica (AMS-

[6] Ponsen M. M., Stoffers D., Wolters ECh. et al. Olfactory testing combined with dopamine transporter imaging as a method to detect prodromal Parkinson's disease. J Neurol Neurosurg Psychiatry 2010; 81: 396-399.

[7] Iranzo A., Lomeña F., Stockner H. y Sleep Innsbruck Barcelona (SINBAR) group. Decreased striatal dopamine transporter uptake and substantia nigra hyperechogenicity as risk markers of synucleino- pathy in patients with idiopathic rapid-eye-movement sleep behaviour disorder: a prospective study [corrected]. Lancet Neurol 2010; 9: 1070-1077.

P)[8]). La alteración precoz de esta prueba en el miocardio de los pacientes con EP se justifica al existir una denervación pre y postsináptica adrenérgica (Jiménez-Hoyuela, Rebollo, Campos & Rius, 2003).

Como previamente se comentó, es igualmente importante realizar diversos tipos de análisis bioquímicos a los pacientes con sospecha de EP (hemograma, bioquímica sérica, función tiroidea y, en ocasiones, vitamina B12 y serología luética), plasma o líquido cefalorraquídeo (LCR) que puedan ayudar en el diagnóstico de la EP. Suelen denominarse "biomarcadores". Entre ellos se incluyen los estudios genéticos de utilidad reducida para el diagnóstico de EP[9]. Si podrían ser recomendables en la EP de inicio precoz: EP juvenil (< 20 años), formas de inicio temprano (20-40 años) e historia familiar positiva, manifestaciones atípicas sugerentes (p.ej. inicio con distonía en el pie).

Una vez aproximado el diagnostico de la EP, el progreso de la enfermedad será evaluado periódicamente mediante una o más escalas de valoración casi siempre clínicas. El médico observa las respuestas de la persona a ciertas pruebas y establece una puntuación. Una de las escalas utilizada con más frecuencia es la llamada Unified Parklnson's Disease Rating Scale (UPDRS, escala unificada para la puntuación de la EP) (Fahn, Jenner, Marsden & Teychenne, 1987), que puntúa el rendimiento en todas las áreas del movimiento y la conducta. Recientemente se ha publicado una actualización por parte de la Movement Disorders Society denominada UPDRS-MSD (Goetz, 2008).

Este tipo de valoraciones ayuda al médico a controlar la evolución de la persona con EP, y a elegir el tipo de tratamiento más apropiado en cada caso. Las escalas de referencia empleadas para evaluar la evolución de la EP son la de Hoehn y Yahr (1967), que clasifica la EP en cinco estadios, y la de Schwab y England, que puntúa según el nivel de independencia del paciente.

[8] Orimo S., Uchichara T., Nakamura A. et al. Axonal alpha-synuclein aggregates herald centripetal dege- neration of cardiac sympathetic nerve in Parkinson's disease. Brain 2008; 131: 642-650.
[9] Klein C., Schlossmacher M. G. The genetics of parkinson disease: implications for neurological care. Nat Clin Pract Neurol 2006; 3: 136-146.

4. Fases de la enfermedad

Las manifestaciones de la enfermedad son patentes cuando la pérdida neuronal en la parte compacta de la sustancia negra es del 60-70% y la pérdida de dopamina en el estriado alcanza el 80%. No se sabe con certeza cuánto tiempo pasa hasta llegar a esta situación, pero se trata de un proceso lento de al menos varios años de duración. Este lapso, de tiempo previo a que la enfermedad manifieste ningún tipo de síntoma sea evidente se denomina *periodo preclínico.* Sin embargo, la enfermedad puede iniciarse con síntomas que no son los motores clásicos (*período premotor*) que, tras cierto tiempo, terminarán por aparecer (*período motor*)

4.1. Periodo premotor

Las manifestaciones clínicas más conocidas que pueden presentarse en el período premotor son: la depresión, el dolor, la pérdida de olfato o hiposmia, el estreñimiento, el trastorno del sueño REM, la dermatitis seborreica (Bodis-Wollner, 2003). Durante este periodo, en momentos de estrés, pueden aparecer síntomas motores parkinsonianos de forma transitoria. Así, se pueden observar alteraciones sutiles intermitentes del movimiento en las extremidades de forma asimétrica, hipomimia facial, episodios de falta de energía y otros de sudoración con sensación de calor (Lees, 1992).

La alteración del olfato es muy frecuente en la EP. Se inicia en la fase preclínica y suele ser moderada o intensa, en comparación con otros parkinsonismos en los que puede existir, pero es menos evidente. Los pacientes no suelen manifestar este síntoma espontáneamente (Berendse, 2001). Este síntoma se debe a la presencia de cuerpos de Lewy (el marcador histológico mas relacionado con la EP) en el bulbo olfatorio, y esta localización, junto a la del núcleo dorsal del vago, son las mas precoces desde el punto de vista anatomopatológico, antes incluso que en sustancia negra (Braak, 2002).

Alrededor de una quinta parte de los pacientes con EP manifiestan depresión previa al diagnóstico (Santamaria, Tolosa & Valles, 1986). Otra alteración premotora muy característica es el trastorno del comportamiento de sueño REM[10] causado por alteracio-

[10] Episodios de ensueños muy vívidos con actividad motora, a veces violenta, consecuente con el

nes estructurales del área que rodea al locus coeruleus, que impide, por tanto, la atonía muscular durante el sueño REM (Schenck, Bundlie & Mahowald, 1996).

El dolor es otro de los síntomas precoces de la EP del periodo preclínico. Puede ser primario (Koller, 1984) o secundario, como consecuencia de la falta de movimiento. En muchas ocasiones afecta a uno de los hombros, motivo por el que muchos pacientes son diagnosticados erróneamente de "hombro doloroso".

Los trastornos autonómicos (sudoración excesiva, estreñimiento, dermatitis seborreica) son frecuentes en este periodo. Como ya se ha comentado previamente, obedecería a la precoz afectación del núcleo dorsal del vago (núcleo vegetativo del tronco encefálico) (Braak, 2002) o al depósito de alfasinucleina en cuerpos de Lewy a lo largo de todo el sistema nervioso autónomo (Gelpi, 2013; Olanow, Wakeman & Kordower, 2014).

Sin embargo, en la actualidad no se cuenta aún con ningún método definitivo que permita realizar el diagnóstico de la EP en el periodo premotor, excepción hecha de los escasos casos de EP genéticamente condicionada.

4.2. Periodo motor

Los síntomas principales de la EP que sirven de base para el diagnóstico de la EP son el *temblor*, la *rigidez* y la *bradicinesia*. La alteración de los reflejos posturales es también característica de la EP pero no está presente en las fases iniciales.

La forma más característica de temblor en la EP es el temblor de reposo. Es de comienzo insidioso y asimétrico, se inicia en una extremidad, generalmente, superior, y posteriormente se extiende al miembro inferior del mismo lado. Si solo afecta a la mano, suele presentar el clásico patrón de "contar monedas'[1], con el dedo pulgar deslizándose sobre el índice. Puede afectar a la mandíbula pero, a diferencia del temblor esencial, raras veces a la cabeza o a la voz.

Este tipo de temblor se percibe cuando el paciente tiene la extremidad relajada y desaparece con el movimiento. Aumenta en si-

---

sueño, de carácter desagradable y contenido persecutorio.

tuaciones de ansiedad, durante la marcha o con los movimientos alternativos de la extremidad contraria. Tiene una frecuencia de 4-6 Hz. La amplitud es pequeña en las primeras fases, pero puede aumentar considerablemente conforme avanza la EP. Unas tres cuartas partes de los pacientes tienen temblor de reposo en algún momento de la evolución de su enfermedad (Uchida, 2011).

Muchos pacientes presentan temblor postural o de acción. Suele ser de intensidad leve o moderada, sobretodo al comienzo de la enfermedad. Su frecuencia de 6-8 Hz. Cuando es muy prominente, puede confundirse con el temblor esencial.

La rigidez consiste en un aumento del tono muscular continuo y uniforme, que afecta igualmente a los músculos agonistas y antagonistas. La rigidez aumenta con la ansiedad o con los movimientos de la extremidad contraria (maniobras de provocación o "signo de Froment"). La rigidez de los trastornos parkinsonianos se denomina *en tubo de plomo.*

Se considera a la bradicinesia como el síntoma más incapacitante de la enfermedad. Se caracteriza por un enlentecimiento generalizado de las funciones motoras. Las alteraciones propias de la bradiciniesa se reconocen por:

- Retraso en el inicio del movimiento
- Lentitud de los movimientos voluntarios
- Dificultad para alcanzar un objetivo mediante un movimiento simple continuo
- Fatiga precoz con movimientos repetitivos
- imposibilidad para realizar acciones simultáneas (p.ej. levantarse de la silla y saludar)
- Dificultad para realizar acciones secuenciales.
- Pérdida de los movimientos automáticos o semiautomáticos, como parpadear, gesticular al hablar o bracear al caminar (Castro & Sesar, 1999).

Como es relativamente razonable, debe hacerse constar que no todos los enfermos de Parkinson presentan todas estas alteraciones. En las primeras fases de la enfermedad, la bradicinesia da lugar a la dificultad para realizar movimientos de precisión (atarse los zapatos, abotonarse la ropa, manejar un destornillador, coser, etc.) o la alteración de la marcha, con escasez de braceo y dificultad para dar pasos con la extremidad afectada. La escritura también puede verse afectada, con lentitud y disminución del tamaño de la letra, fenómeno conocido como *micrografía*. Según avanza la enfermedad, la incapacidad se hace mayor y aparece escasez de parpadeo, trastornos de la deglución, hipomimia facial, hipofonía y bradilalia, incluso salivación extraoral.

4.3. Otras manifestaciones

Como se ha dicho anteriormente los enfermos de Parkinson pueden presentar síntomas precoces previos o no a los síntomas motores como el dolor, el estreñimiento y las alteraciones afectivas, olfatorias o del sueño, sobre todo de fase REM. Una gran parte de los enfermos padecen leves y sutiles alteraciones cognitivas en el momento del diagnóstico y afectan sobre todo a las funciones visuoespaciales y ejecutivas (planificación, secuenciación, inhibición de estímulos interferenciales y la realización de tareas) y del aprendizaje (Molina, Berbel & Porta, 1999). La demencia puede aparecer en los estadios avanzados. Tanto es así que, si se presentara desde el inicio, obligaría a descartar el diagnóstico de EP.

Se pueden encontrar otras alteraciones como la disfagia, la pérdida de movimientos sacádicos en el plano vertical, la disfunción eréctil, la hipotensión ortostática o los trastornos de la micción, o la nicturia, conforme avanza la enfermedad, pero nunca en la fase inicial.

Es importante puntualizar que el comienzo característico de la EP es asimétrico. Durante la propia evolución de la enfermedad casi siempre hay un hemicuerpo más afectado que el otro. Un síndrome parkinsoniano que afecte por igual a ambos hemicuerpos prácticamente descartaría una EP.

5. Causas de la enfermedad de Parkinson

Se desconoce la causa última de la EP, aunque diferentes teorías tratan de explicarla. Se considera que es multifactorial, y que concurren tanto factores genéticos, tóxicos o ambientales. Las alteraciones genéticas podrían predisponer a la acción de factores tóxicos externos que vinculados indujeran la enfermedad (Olanow, 2007).

Sin embargo, lo que si está comprobado es que en la EP existe una carencia de dopamina. La falta de este neurotrasmisor se debe a la pérdida de numerosas neuronas del cerebro que normalmente la fabrican. La muerte progresiva neuronal es un proceso normal, que ocurre incluso en las personas más sanas, pero en la EP, una proporción muy grande de la pérdida celular se produce en una zona específica del cerebro, denominada "pars compacta" de la sustancia negra. Esta zona juega un papel importante en el control de los movimientos corporales.

Los investigadores aún no conocen la causa de la EP, ni la razón por la que algunas personas desarrollan la EP y otras no. En la actualidad se están realizando investigaciones médicas para aclarar el papel que tienen los genes en la EP. Así, se ha descubierto la existencia de anomalías genéticas en algunas familias en las que la mayoría de sus miembros estaban afectados y en casos familiares de EP de presentación precoz (edad de inicio inferior a 40 años). Sin embargo, la mayoría de los pacientes con EP tienen una presentación esporádica, es decir, sin factores genéticos claramente identificados.

En la actualidad cabe la posibilidad de que la afectación parkinsoniana pueda deberse a determinados agentes tóxicos (p.ej. los pesticidas), consumo de agua contaminada o incluso el efecto de algún factor físico como el traumatismo craneal. En 2012, Francisco Pan-Montojo probó con un pesticida. Desde hacía tiempo se sabía que había sustancias capaces de inducir EP cuando se inyectaban directamente en sangre. El equipo de Pan-Montojo utilizó altas dosis de rotenona[11] en el estómago de ratones (Pan-Montojo, 2012) y observaron que la rotenona provocaba acúmulos de α-sinucleína que iban ascendiendo del intestino al cerebro y podían saltar de célula a célula. La sección del nervio vago, que conecta el cerebro con las neuronas intestinales, este viaje vertical se detenía, aproximándose a la hipótesis de la progresión de Braak (Pan-Montojo, 2010).

Algunas personas muestran más susceptibilidad que otras a la exposición de factores medioambientales tóxicos como los mencionados anteriormente, quizá porque coexistan "genes de susceptibilidad".

---

[11] La rotenona es un pesticida natural que se encuentra ya retirado del mercado.

Capítulo **2.**

SÍNTOMAS MOTORES Y NO MOTORES EN LA ENFERMEDAD DE PARKINSON

1. Manifestaciones motoras refractarias de la EP

1.1. Trastornos de la marcha

Los trastornos de la marcha en la EP incluyen congelaciones, inestabilidad y caídas y tienen una alta prevalencia en la EP (> 75%), especialmente en fases avanzadas. Conforme avanza la EP, la capacidad para mantener la postura y el equilibrio puede verse afectada. Esto puede ocasionar la inestabilidad de la marcha, al girar o para permanecer de pie, o cuando se realizan acciones como levantarse de una silla o inclinarse hacia delante. La inestabilidad durante cualquiera de estos movimientos puede producir una caída, lo que representa una causa importante de lesiones en las personas con EP.

Debe añadirse que los trastornos de la EP son multicausales y se encuentran asociados con la edad avanzada, gravedad de la enfermedad, situación hipodopaminérgica, discinesias, hipotensión ortostática, otras comorbilidades y/o efectos adversos farmacológicos. La congelación de la marcha que se conoce también como bloqueo, imantación o *freezing*[12], es un trastorno que afecta a más del 30 % de los pacientes con EP, y es más frecuente en estadios avanzados.

Habitualmente se presenta en los giros y al iniciar la marcha, pero también se produce al caminar por lugares estrechos, o precipitado por situaciones de estrés o de distracción. Además de los cuatro síntomas principales descritos anteriormente, la EP puede dar lugar a otros síntomas relacionados con los mecanismos motores de la comunicación y de la deglución.

[12] Incapacidad episódica -durante segundos- que impide la producción de una deambulación eficaz.

1.2. Habla y expresión facial

La comunicación es un proceso que nos permite interaccionar con los otros, expresar nuestros sentimientos, deseos, realizar peticiones, etc. Conlleva diversos aspectos, como emitir palabras, asumir un lenguaje corporal asociado y un modo particular de hablar. En las personas con la EP, el movimiento lento o reducido de los músculos puede hacer que la cara resulte menos expresiva de lo habitual (hipomimia).

Este hecho puede dificultar en ocasiones la comunicación e inducir a ciertas malinterpretaciones, como enfado, desinterés o falta de comprensión. Los cambios en la función de los músculos de la cara y la laringe también pueden afectar a la voz en algunas personas con EP, dando lugar a un habla débil, ronca, acelerada o dubitativa. Por lo tanto, es importante que cualquier cambio de este tipo sea interpretado de forma correcta y controlado con rapidez y eficacia.

Las alteraciones en el habla y la voz más comunes son:

- Perdida progresiva del volumen de voz.
- Monotonía de la voz.
- Cambios de la calidad de la voz: débil, apagada, ronca, soplada, temblorosa y/o intermitente.
- Aceptación del ritmo de habla con tendencia a un aumento de la velocidad.
- Dificultad en la articulación (disartria).
- Vacilación antes de hablar con titubeos iniciales (Ramig, 2001; Sapir, Spielman, Ramig, Story & Fox, 2007; Lowit, Dobinson, Timmins, Howell & Kröger, 2010).

Los enfermos de EP sometidos a Estimulación Cerebral Profunda (ECP) también desarrollan disartria por la progresión de la EP y por el efecto directo de la estimulación eléctrica. En algunos casos puede ser útil la desconexión del generador y si se observa mejoría, se debe realizar un ajuste de la programación.

1.3. Disfagia

La disfagia es un problema muy frecuente en los estadios avanzados de la EP. Su fisiopatología es compleja y está relacionada con la denervación catecolaminérgica de los músculos faríngeos como consecuencia de la degeneración de las neuronas autonómicas del tronco encefálico y del sistema nervioso autonómico periférico.

Se suelen afectar todas las fases de la deglución.

Las principales complicaciones de la disfagia son:

- Aspiraciones, con riesgo de asfixia y neumonías.
- Infecciones orales.
- Deshidratación y malnutrición.
- Problemas para la administración oral de los fármacos.

2. Síntomas no motores

2.1. Síntomas autonómicos

Los trastornos urinarios son comunes en la EP, se manifiestan en forma de urgencia miccional, nicturia, polaquiuria y, en fases avanzadas, incontinencia urinaria. El estreñimiento atribuible a la baja movilidad del colon puede estar agravado por la medicación, por la menor ingesta hídrica descrita en la EP (Ueki & Otsuka, 2004) y por la falta de movilidad de estas personas.

2.2. Estreñimiento

El estreñimiento es un síntoma común en la EP. Se debe al descenso de la motilidad colónica, los músculos se mueven con mayor lentitud de lo habitual, en combinación con los efectos de la disminución de la actividad física, de una dieta deficiente, de la acción anticolinérgica de determinados fármacos y/o por disfunción anorrectal.

El estreñimiento se puede tratar mediante el ajuste adecuado de la dieta y el ejercicio, o con medicación prescrita por el médico. Por otra parte, el tratamiento del estreñimiento es importante, puesto que puede conducir a otras anomalías y disminuir la efectividad de algunos fármacos. La incontinencia fecal es infrecuente y cuando aparece suele relacionarse con un fenómeno de rebosamiento por impactación fecal (Sakakibara, Uchiyama, Yamanishi, Shirai & Hattori, 2008).

Es posible que el control del estreñimiento mejore la capacidad funcional del enfermo. La ingesta de una cantidad abundante de agua (8-10 vasos al día) es imprescindible para contribuir a controlar el estreñimiento.

2.3. Hipotensión

- ***Ortostática:*** La hipotensión ocurre en más del 50% de los enfermos de EP, aunque suele permanecer asintomática en más del 60 % hasta estadios avanzados. Se manifiesta con dificultad para mantenerse en pie con síncopes y presíncopes, y en los casos crónicos, dolor de cuello y hombros (en «percha») y fatiga al estar en pie.

- ***Postprandial:*** Es la presencia de hipotensión sintomática hasta dos horas tras la ingesta.

2.4. Sudoración

La sudoración constituye uno los mecanismos por los que el cuerpo regula la temperatura; la evaporación del sudor sobre la superficie de la piel produce enfriamiento del cuerpo. La sudoración está regulada por el sistema nervioso autónomo.

Determinados fármacos, empleados para tratar la EP puede interferir a veces este proceso, de forma que el cuerpo produce cantidades excesivas o insuficientes de sudor. Los enfermos de EP suelen tener hiperhidrosis (exceso de sudoración).

2.5. Sialorrea

La sialorrea consiste en una excesiva segregación de saliva. Se debe a la disfunción de la motilidad orofaríngea con reducción de la frecuencia de deglución de la saliva.

Está presente en el 70% de los pacientes en fases avanzadas y su incidencia es mayor en los varones.

2.6. Trastornos urinarios y sexuales

La urgencia urinaria es frecuente en la EP avanzada y está relacionada con la hiperreflexia del detrusor y suele ser habitual durante la noche. La prevalencia de disfunción urinaria oscila entre el 50-

90% de los pacientes y aumenta con la gravedad de la enfermedad.

La nicturia es el síntoma más común y precoz, seguido del aumento de la frecuencia, debilidad del chorro urinario y urgencia miccional durante el día. La incontinencia urinaria es menos frecuente (Zesiewicz, 2010).

Las disfunciones sexuales que habitualmente presentan los varones son insatisfacción sexual, disfunción eréctil y eyaculación precoz. Las mujeres pueden presentar anorgasmia o hiporgasmia, bajo deseo sexual, disminución de la lubricación vaginal, etc.

Las posibles causas intercurrentes de los trastornos sexuales pueden ser endocrinológicas (hipotiroidismo e hiperprolactinemia), afectivas (depresión), y farmacológicas (ISRS, betabloqueantes y alfabloqueantes, etc.).

2.7. Pérdida de peso

La pérdida de peso es un problema frecuente en las fases avanzadas de la EP. Su causa es desconocida, aunque se ha relacionado con la severidad de la sintomatología y con una probable disfunción hipotalámica (Escamilla-Sevilla, 2011).

Antes de poder tratarla el médico deberá descartar posibles causas médicas (neoplasias, enfermedades endocrinológicas), valorar si existe alguna dificultad deglutoria, tratar las complicaciones motoras y considerar suplementos dietéticos (National Collaborating Centre for Chronic Conditions (Great Britain), 2006).

2.8. Dolor

El dolor asociado a la EP parece ser multifactorial e incluye el *dolor musculoesquelético y radicular* debido a la inmovilidad y rigidez, el *dolor de fases avanzadas* asociado a discinesias, distonía o fenómenos *off*, y las *manifestaciones sensoriales de origen central*. De vez en cuando, las personas con EP pueden experimentar además calambres y sensaciones de entumecimiento, frio o calor. Estos síntomas son más frecuentes en las piernas, aunque también resultan comunes el dolor lumbar y las cefaleas.

Al menos dos tercios de los enfermos de Parkinson refieren dolor (Page, Weaver, Wilkie & Simuni, 2010). Su origen parece ser multifactorial e incluye el dolor en fases avanzadas asociado a discinesias, distonía, periodo *off* y manifestaciones sensoriales de origen central. El dolor es una de las dimensiones que más afecta a la calidad de vida del paciente (Martinez-Martin & Deuschl, 2007). Es su enorme frecuencia la que nos ha llevado a interesarnos por estos síntomas y desarrollar el trabajo que sigue.

2.9. Trastornos del Sueño

En la actualidad se conoce que personas con EP experimentan con gran frecuencia dificultades para dormir, posiblemente debido a que algunos de sus síntomas dificultan el reposo completo (el dolor, la rigidez o la ansiedad). Diversos tipos de insomnio son frecuentes en la EP y algunos están relacionados con la medicación y con los cambios neuroquímicos causados en el cerebro por la enfermedad en sí.

El trastorno más frecuente en la EP, al igual que en la población en general, es el **insomnio**. El más habitual es el insomnio de mantenimiento, ya que el paciente no puede conciliar bien el sueño y se despierta diversas veces durante periodos prolongados. Probablemente el paciente se despierta por los problemas como la rigidez, bradicinesia, temblor, dolor y ansiedad (Lees, Blackburn & Campbell, 1988).

La dopamina se reduce en el 8% de las personas sanas a medida que envejecen. La reducción se sitúa entre un 20 y un 30% en pacientes con trastornos del sueño y su reducción es un factor de riesgo para la EP. Las investigaciones deberían ir dirigidas a la creación de fármacos neuroprotectores para tratar a las personas con factor de riesgo y poder conseguir que la concentración de dopamina en los pacientes no se reduzca más allá del 8% con el paso del tiempo (Iranzo, 2011).

Otro trastorno descrito es la **somnolencia diurna excesiva** que es una sensación de somnolencia que persiste durante periodos prolongados y ocurre con más frecuencia en los pacientes con EP que en lo controles (Factor, McAlarney, Sanchez-Ramos & Weiner, 1990), probablemente es un síntoma integral en la EP (Gjerstad, Alves, Wentzel-Larsen, Aarsland & Larsen, 2006; Olanow, Schapira &

Roth, 2000; Gjerstad, Aarsland & Larsen, 2002) y aumenta según avanza la edad (Gjerstad et al., 2002). Apararece entre un 15-51% y se asocia al tratamiento dopaminérgico (Tandberg, Larsen & Karlsen, 1998).

Concretamente, se ha descrito el **trastorno de conducta del sueño REM (TSCR)**, el cual, se presenta con elevada frecuencia (en más de la mitad de los pacientes). En la actualidad se considera como un síndrome prodrómico de la EP (Postuma, Lang, Massicotte-Marquez & Montplaisir, 2006) y otras sinucleopatías[13]. Se caracteriza porque los pacientes emiten vocalizaciones (chillan, hablan, lloran, etc.) y presentan movimientos (sacudidas, patadas, se incorporan, etc.) asociados a ensoñaciones desagradables.

Casi el 40% de las personas diagnosticadas de trastorno de la conducta del sueño REM acababan padeciendo parkinsonismo tras una media de seguimiento de unos 4 años (Schenck et al., 1996; Manni, Terzaghi, Pacchetti, & Nappi, 2007).

Las personas con TCSR van a presentar más pronto demencia o parkinsonismo si tienen unos marcadores positivos muy determinados (hiposmia o el SPECT cerebral de la dopamina anormal[14]). Estos marcadores pueden ayudar al diagnóstico precoz de la EP o la demencia con cuerpos de Lewy en estos pacientes (Iranzo et al., 2013).

Es muy recomendable que la persona con EP duerma lo suficiente, ya que el sueño reparador puede mejorar algunos síntomas, además de beneficiar su salud en general. El término técnico para describir este efecto es "beneficio del sueño" (Postuma et al., 2006).

Actualmente, las pruebas de neuroimagen permiten identificar y conocer mejor el desarrollo de la enfermedad de Parkinson en los pacientes con alteraciones del sueño (Iranzo, 2011).

---

[13] Proteínas de pequeño tamaño cuyas mutaciones parecen estar implicadas en la etiología de algunas enfermedades neurodegenerativas entre las que se incluyen la enfermedad de Parkinson, la demencia de cuerpos de Lewy y la atrofía de sistemas múltiples. Todos estos desórdenes reciben el nombre de **sinucleopatías.**

[14] Indicio de que hay poca dopamina en la sustancia negra del cerebro.

2.10. Fatiga

Es un estado de agotamiento físico y/o mental muy común en la EP. Puede ser uno de los primeros síntomas en aparecer. La fatiga es un síntoma frecuente en enfermedades crónicas con consecuencias psicosociales importantes, puede tener una causa central o periférica, pero se cree que es más bien central ya que no se hayan hallado alteraciones en la unión neuromuscular ni en el sistema colinérgico (Hwang & Lin, 2001).

Diversos factores pueden favorecer la aparición de la fatiga, entre los que podemos encontrar el tratamiento farmacológico, el esfuerzo extra necesario para enfrentarse a los síntomas de la EP, el trastorno del sueño, la hipervigilancia o la depresión.

En la EP afecta a entre el 30% y el 58% de los pacientes sin diferencia de sexo (Van Hilten, 1993). Existe una hipótesis hormonal e inflamatoria relacionada con la aparición de la fatiga crónica y el tratamiento con antiinflamatorios podría implantarse en el futuro (Hagell & Brundin, 2009).

Es importante valorar la posible causa de la fatiga. La fatiga central estaría causada por factores mentales y/o físicos como la hipervigilancia o la depresión. Como ya se comentó, la depresión es muy frecuente en la EP y la fatiga causada directamente por la EP puede mejorar con la medicación específica destinada a tratarla.

3. Trastornos afectivos y de la motivación

Entre los síntomas no motores, podemos encontrar con cierta frecuencia trastornos depresivos y ansiosos, incluso previos al diagnóstico. Se estima que el 40% de los pacientes con EP sufren depresión a lo largo de la evolución (Tandberg, Larsen, Aarsland & Cummings, 1996). Además de trastornos de ansiedad generalizada, los pacientes con EP avanzada pueden sufrir ataques de pánico en los períodos *off*[15].

---

[15] Se puede ampliar información sobre esta psicopatología en el punto: 2.6.2.4 Ansiedad.

3.1. Depresión

La depresión en la EP es uno de los trastornos emocionales más frecuentes y tiene un gran impacto en la calidad de vida en la EP. La prevalencia de depresión en EP es muy dispersa. Según los datos obtenidos en diversos estudios, en los que se han utilizado entrevistas bien estructuradas (criterios DSM-IV) y escalas específicas, tanto para el cribado como para el seguimiento de los síntomas depresivos *(Hamilton Rating Scale for Depression* [HAM-D], *Beck Depression Inventory* [BDI]) se han encontrado una frecuencia de depresión del 25 y al 70 % (Cummings, 1992; Starkstein et al., 1998; Lieberman, 2006).

La frecuencia de depresión en los estadios iniciales de la enfermedad es relativamente alta: aproximadamente el 40% de los pacientes en estadios I y II de Hoehn y Yahr sufre algún tipo de depresión. En los estadios más avanzados (Hoehn-Yahr IV y V) la frecuencia de depresión oscila entre el 50% y el 65% (Starkstein, Preziosi, Bolduc & Robinson, 1990).

Existe mayor concordancia entre la tipología de trastorno depresivo asociado a la EP: el 50 % de los pacientes con clínica depresiva cumplen criterios de trastorno depresivo mayor o melancólico y el otro 50 % de distimia o trastorno depresivo menor.

Las mujeres con EP presentan más riesgo de padecer depresión que los hombres. A su vez, las personas que antes de sufrir la EP ya habían padecido depresión, tienen más probabilidad de volver a presentar un nuevo episodio depresivo. (Kuopio, Marttila, Helenius, Toivonen, & Rinne, 2000).

Los síntomas comunes entre la depresión y la EP son: hipomimia, enlentecimiento psicomotor, quejas de memoria y de falta concentración, insomnio en forma de despertar precoz, anorexia, fatiga y falta de energía (Slaughter, Slaughter, Nichols, Holmes & Martens, 2001; Lieberman, 2006a;).

La depresión está asociada al impacto e incapacidad que supone el diagnóstico de la enfermedad y como una reacción de adaptación a la aparición de los síntomas característicos de la EP y a la evolución de los mismos (Menchón Vidal & Cardoner; 1997).

Existe también un mayor porcentaje de depresión en personas que inician la EP a una edad temprana y en las que los síntomas parkinsonianos predominan en el lado derecho del cuerpo (Castro, César & Ares, 2004).

Por otro lado, los afectados de EP con síntomas de rigidez y dificultad para el movimiento tienen el triple de probabilidad de padecer trastornos depresivos (Starkstein et al., 1998).

Otro de los aspectos a considerar en la EP, concretamente en la manifestación de la depresión, es la coexistencia de apatía en la EP, con o sin clínica depresiva asociada. Aún no existen buenos instrumentos diagnósticos que permitan diferenciar fácilmente en la clínica diaria estas dos condiciones. Además, hay que considerar propiamente a qué nos referimos cuando usamos el término apatía. La descripción más consensuada establece que la apatía es el estado de falta de motivación o iniciativa para realizar actividades (Levy & Dubois, 2006).

Existen estudios que nos permiten observar la presencia de apatía en pacientes con EP sin demencia ni depresión, cuyos resultados llegan a informar de un 35-45% de apatía clínicamente relevante (Isella et al., 2002; Pluck & Brown, 2002; Starkstein et al., 1992). y de la relación directa entre apatía y disfunción ejecutiva.

Las escalas actuales de valoración de la apatía tienen poca especificidad y no permiten detectar ninguna asociación con factores demográficos (edad, sexo, educación) ni con datos clínicos de la EP (edad de inicio, años de evolución, función motora o medicación).

Un estudio del año 2006 nos proporciona datos de la presencia clínica depresiva y apática en una muestra de pacientes con EP sin demencia, cuyos resultados se resumen en la tabla siguiente (Kirsch-Darrow, Fernandez, Marsiske, Okun & Bowers, 2006) (tabla 5).

Tabla 2.1. **Depresión y apatía en pacientes de EP sin demencia**	
Depresión con Apatía	22%
Depresión sin Apatía	4%
Apatía sin Depresión	29%

En la actualidad, la apatía y la depresión están disociadas en la EP debido a la ausencia de escalas específicas para cada una de estas alteraciones y que favorezca el buen reconocimiento de los trastornos asociados a la EP.

Por último, es importante comentar que aún no se ha realizado ningún ensayo clínico que evalúe el efecto de los agonistas dopaminérgicos ni del metilfenidato sobre la apatía en la EP. Únicamente el estudio EXPRESS (Emre, Onofrj, Tekin, Quarg & Lane, 2004), ha mostrado un control de la apatía mediante la administración de rivastigmina.

También es importante destacar la asociación entre depresión y deterioro cognitivo (Starkstein et al., 1989; Kuzis, Sabe, Tiberti, Leiguarda & Starkstein, 1997; Starkstein et al., 1998;). La depresión en la EP se asocia a una mayor rapidez del deterioro de las funciones cognitivas y motoras, dependencia de manera significativa en las actividades básicas de la vida de la mermándose y disminución de calidad de vida del paciente (Tison, Barberger-Gateau, Dubroca, Henry & Dartigues, 1997).

La depresión es una patología tratable, y como se ha descrito anteriormente, tiene un impacto importante sobre la calidad de vida del paciente. Por tanto, es importante que el médico tenga constancia de cualquier cambio de ánimo que puede presentar el paciente para poder tratarlo pronto. En la actualidad, solo el 10-26% de los pacientes de Parkinson aquejados de depresión recibe algún tipo de tratamiento con medicación antidepresiva (Richard, Szegethy, Lichter, Schiffer & Kurlan, 1999).

El alivio de la depresión puede mejorar la respuesta a la terapia destinada a otros síntomas EP, y también puede proporcionar alivio al cuidador.

3.2. Ansiedad

La ansiedad puede aparecer en cualquier persona que experimente una situación nueva o estresante. La ansiedad altera el sueño y también puede empeorar algunos síntomas de la EP, como el temblor. La ansiedad extrema puede causar crisis de angustia, que incluyen períodos de inestabilidad, dificultad para respirar y sudoración. La ansiedad se puede experimentar como una sensación constante, o puede desencadenarse por ciertas situaciones, por ejemplo, al actuar en público. Existe una alta comorbilidad de ansiedad y depresión.

Los afectados de EP experimentan con frecuencia sentimientos de ansiedad, tensión y nerviosismo. Aproximadamente, uno de cada tres afectados de EP sufre problemas de ansiedad. Por tanto, la frecuencia de los trastornos de ansiedad es habitual en la EP y es uno de los síntomas de inicio de la enfermedad, aunque son muy poco específicos. Pueden manifestarse de diversas formas: agitación, ansiedad crónica, trastornos fóbicos y ataques de pánico.

La ansiedad crónica es muy frecuente en la EP y algunos investigadores ha encontrado una prevalencia en la EP del 20-38%, muy por encima de la hallada en la población general y en otras enfermedades crónicas (Stein, Heuser, Juncos & Uhde, 1990).

El trastorno de ansiedad no se correlaciona con la gravedad de los síntomas motores, la duración de la enfermedad o la dosis de levodopa (Henderson, Kurlan & Kersun, 1992; Nuti et al., 2004).

La agitación puede aparecer como un síntoma primario de la EP, pero es más frecuente en los períodos *off* de pacientes con EP avanzada, experimentando la congelación de la marcha, así que es importante distinguir si la agitación es primaria o secundaria para favorecer un tratamiento correcto del paciente (Saint-Cyr, Taylor & Lang, 1993).

La forma más frecuente en la que los pacientes se refieren a la ansiedad es como una inhabilidad para relajarse o imposibilidad de mantenerse en calma. No se ha dilucidado el hecho de si la ansiedad surge como una respuesta psicológica a los síntomas motores o al estigma social que éstos representan. Una forma de ansiedad que afecta casi al 40% de los pacientes y tiene implicaciones muy importantes es la denominada "miedo a las caídas", y que se correlaciona con caídas, traumatismos y aislamiento social (Bloem, Grimbergen, Cramer, Willemsen & Zwinderman, 2001).

Los pacientes de EP avanzada –como hemos indicado anteriormente- pueden sufrir **ataques de pánico** en los períodos *off*. Los ataques de pánico son crisis agudas de angustia extrema con taquicardia, sudoración profusa, ahogos, agitación y descontrol, miedo intenso, sensación inminente de morirse o volverse loco.

Son relativamente poco frecuentes en la EP y su etiología es plural (McMahon, 2002). Se pueden dar espontáneamente por las noches (ligadas a la dinámica del desbalance de neurotrasmisores incrementados en la madrugada), otras veces se desencadenan a cualquier hora del día en personalidades previamente borderline al descompensarse por la angustia endopsíquica.

Lo más frecuente es que los ataques de pánico estén provocados farmacológicamente por una excesiva dosis de fármacos dopaminérgicos en sangre (Vázquez, Jimenez-Jimenez, Garcia-Ruiz & García-Urra, 1993). Igualmente se pueden manifestar cuando el paciente teme mucho las fases off y nota que se acerca a una de ellas. A veces son el pródromos (anuncio) de una descompensación psicótica iatrogénicamente inducida (Saint-Cyr et al., 1993), sobre todo si se acompaña de sueños muy vívidos y pesadillas realistas e hipersexualidad bizarra (conductas o ideas sexuales excesivamente anormales). Asociados a agorafobia no llegan al 5% de los casos reportados.

3.3. Apatía

Aunque no existe un consenso reconocido sobre los criterios diagnósticos de apatía, la misma ha sido considerada como un síndrome conductual frecuente, presente en numerosos cuadros incluyendo la EP (Chaudhuri et al., 2006).

En 1996, Marin define la apatía como una falta de motivación en el afecto, comportamiento y cognición (Marin, 1996; Czernecki et al., 2002; Figved et al., 2005). Starkstein et al., 1992) toman esta definición y establecen los siguientes criterios:

1) Falta de motivación en comparación con el nivel previo de funcionamiento del paciente, o con el acorde a su edad y su nivel cultural.

2) Presencia de por lo menos uno de los siguientes síntomas: disminución de las conductas y de las cogniciones dirigidas a un fin, disminución en las respuestas emocionales.

3) Los síntomas tienen repercusiones clínicas, en la vida social o en el funcionamiento del paciente.

4) Esto no se debe a una disminución en el nivel de conciencia o al empleo de alguna sustancia.

Se menciona con cierta frecuencia la existencia de una superposición entre la depresión y la apatía, la cual para Starkstein y col. podría basarse en el hecho conceptual que la pérdida de interés y/o motivación sería un factor clave en ambos síndromes (Starkstein & Leentjens, 2008).

La depresión se caracteriza por la presencia de al menos uno de dos síntomas principales: humor depresivo o disminución del interés o placer. Estos síntomas se deben acompañar por al menos cuatro de los siguientes síntomas: pérdida o ganancia significativa de peso, insomnio o hipersomnia, agitación o inhibición psicomotriz, fatiga o pérdida de energía, sentimientos de desesperanza o de culpa inapropiada, disminución de la capacidad para pensar o concentrarse y pensamientos recurrentes de muerte (American Psychiatric Association, 1994).

Aunque el DSM IV incluya a la apatía como uno de los síntomas de la depresión, numerosas evidencias actuales demuestran que ambas entidades pueden ocurrir en forma independiente (Levy et al., 1998). Por tanto, se tiende a considerarlos como constructos clínicos diferentes, los cuales requerirían distinto abordaje y tratamiento.

La tasa de prevalencia de apatía en la EP ha sido estimada entre 20% y 45% (Aarsland et al., 1999; Starkstein, Petracca, Chemerinski & Kremer, 2001; Isella et al., 2002; Kirsch-Darrow et al., 2006; Zgaljardic, 2007; Dujardin et al., 2007), presentándose como síntoma psiquiátrico inicial en la EP en el 12% al 16.5% de los pacientes (Starkstein et al., 1992; Marsh, McDonald, Cummings & Ravina, 2006).

3.4. Pensamiento y memoria

Los enfermos de Parkinson pueden experimentar cambios en el pensamiento y la memoria. En la EP precoz, esos cambios pueden incluir dificultad para la concentración o alteraciones sutiles de la memoria y el pensamiento, y que suelen pasar desapercibidas por la persona con EP por su carácter sutil.

Además, puede verse afectada la capacidad para planificar tareas complejas o para realizar varias tareas a la vez. Estas alteraciones pueden progresar gradualmente junto con otros síntomas de la enfermedad, aunque conviene señalar que los tratamientos farmacológicos también pueden afectar a los procesos del pensamiento (p. ej., confusión o alucinaciones).

En las fases iniciales de la EP puede aparecer bradifrenia[16] y alteraciones atencionales, de las funciones ejecutivas y de la fluencia verbal. Son una manifestación de las mermas cognitivas presentes y que, según pasa el tiempo, pueden progresar y llegar a afectar otras funciones cerebrales en grado suficiente como para producir demencia entre un 20-78 % de los pacientes (Emre et al., 2007).

Tabla 2.2. **Síntomas de la EP (Bayés, 2003).**

Alteraciones y trastornos	**Síntomas**	**Manifestaciones de algunos síntomas**
Alteraciones Motoras	- Temblor en reposo / postura - Acinesia - Bradicinesia - Rigidez muscular - Discinesias - Problemas al caminar:	- Enlentecimiento. - Acortamiento del paso - Arrastrar los pies - Festinación (los pasos se hacen cortos, rápidos y confusos) - Freezing/congelación/ bloqueo. - Disminución del braceo - Desequilibrio (propulsión/retropropulsión)
Trastornos emocionales y cognitivos	- Depresión y ansiedad. - Trastornos cognitivos: anomía, inatención, enlentecimiento del pensamiento. - Trastornos del sueño. - Alucinaciones y psicosis	

[16] Enlentecimiento anormal en la emisión del habla más o menos marcada, acompañado por una atenuación de la prosodia y falta de entonación expresiva.

Tabla 2.2. **Síntomas de la EP (Bayés, 2003).**		
Síntomas sensitivos y alteraciones autonómicas.	- Dolores. - Seborrea. - Sialorrea - Estreñimiento. - Impotencia sexual. - Problemas urinarios. - Trastornos de sudoración. - Hipotensión ortostática.	
Dificultades comunicativas	- Hipomimia - Hipofonía: - Sialorrea: - Micrografía: - Disminución del lenguaje corporal.	
Fluctuaciones del estado clínico:	Asociadas a la propia enfermedad: Asociadas a: Debidas al tratamiento:	- Freezing (congelación, bloqueo). - Cinesias paradójicas. - Emoción. - Sueño y beneficio del sueño. - Fatiga. - Fluctuaciones "on-off".

Capítulo 3.

TRATAMIENTO FARMACOLÓGICO EN LA ENFERMEDAD DE PARKINSON

1. Introducción

El tratamiento farmacológico es primordial en el cuidado de la persona con EP, aunque desgraciadamente todavía ningún fármaco se ha mostrado capaz de curar la EP ni detener su progresión. Sin embargo, se ha discutido si algunos medicamentos pueden proteger las células del sistema nervioso central y contribuir así a frenar la progresión de la enfermedad, un tema que se está investigando a mente en ensayos clínicos. Existe un gran número de fármacos eficaces, capaces de aliviar los síntomas EP y reducir sus efectos sobre la vida diaria.

Los objetivos principales del tratamiento farmacológico inicial de la EP se centran, en conseguir un alivio sintomático adecuado y prevenir o retrasar las complicaciones motoras o no motoras.

El tratamiento de la enfermedad de Parkinson es muy eficaz durante un tiempo variable de paciente a paciente. Este periodo se conoce como luna de miel. Posteriormente comienzan a aparecer en la mayoría de los pacientes problemas que se conocen como complicaciones motoras. Alrededor del 40% de los pacientes presenta complicaciones motoras al cabo de cinco años. Este porcentaje va aumentando en los años siguientes.

Cuando el paciente está bien desde el punto de vista motor se suele decir que está en ON y cuando está peor o más bloqueado se dice que está en OFF. Las principales complicaciones motoras son las fluctuaciones motoras y las discinesias

La decisión del inicio y tipo de tratamiento ha de ser individualizada y debe atender a las características de cada paciente: edad, perfil clínico, actividad diaria (física, laboral, etc.), comorbilidad, cumplimiento terapéutico, preferencias, etc. (Olanow, Watts & Koller, 2001; National Collaborating Centre for Chronic Conditions, 2006; Suchowersky et al., 2006; Horstink et al., 2006; Olanow, Stern & Sethi, 2009; Grosset et al., 2010).

2. Fármacos dopaminérgicos

El tratamiento farmacológico se inicia cuando los síntomas de la enfermedad provocan algún grado de discapacidad en el paciente. La mayoría de los síntomas motores iniciales (bradicinesia, rigidez y temblor) responden bien a las diferentes terapias disponibles, tanto dopaminérgicas como de otra índole (IMAOs, anticolinérgicos o antiglutamatérgicos). Al grupo de medicamentos que sustituyen o aumentan la cantidad de dopamina en el sistema nervioso central, se los conoce como fármacos dopaminérgicos.

Existen varios tipos de fármacos dopaminérgicos. Todos ellos pretenden aumentar los niveles de dopamina, pero actúan de modo diferente. Esto significa que cada fármaco es más eficaz que otro para controlar determinados síntomas, y que también tendrá determinados efectos secundarios.

Los fármacos dopaminérgicos y sus mecanismos de acción se describen con más detalle en esta sección, y la tabla 7 ofrece un resumen de los medicamentos disponibles.

Tabla 3.1. **Fármacos dopaminérgicos disponibles en la actualidad[1]**

Levodopa

Las marcas comerciales más comunes de levodopa son Madopar® y Sinemet®. Estos comprimidos contienen levodopa junto con otro fármaco (un inhibidor de la Dopa-decarboxilasa periférica) que facilita su acceso al cerebro (p. ej., el Sínemet® contiene levodopa con carbidopa, y el Madopar® contiene levodopa con benserazida). Los comprimidos se presentan en diversos colores y concentraciones para facilitar las diferentes pautas de dosificación. Se encuentran disponibles también como comprimidos de efecto prolongado, o de rápida absorción ("Dispersable") o en forma de bomba intraduodenal (Duodopa®), que puede ser útil para algunas personas.

Inhibidores de la MAO-B

En la actualidad se comercializan dos inhibidores de la MAO-B, la rasagilina (Azilect®) y la selegilina (Plurimen®).

Agonistas de dopamina

Existen muchos agonistas de la dopamina en el mercado, como ropinirol (ReQuip®), cabergolina (Sogilen®), bromocriptina (Parlodel®), pergolida (Pharken®), pramipexol (Mirapexin®) y Rotigotina (Neupro®). Además, la apomorfina (ApoGo Pen®) se puede administrar mediante inyección de rescate o en forma de bomba de administración subcutánea para obtener un control rápido de los síntomas en las personas con EP avanzada. La apomorfina no está relacionada en modo alguno con el uso médico de la morfina.

Inhibidores de la COMT.

En la actualidad se dispone de dos inhibidores de la COMT, entacapona (Comtan®* y tolcapona (Tasmar®).
Los inhibidores de la COMT sólo son eficaces cuando se suministran conjuntamente con levodopa. La entacapona se encuentra disponible como Stalevo, un comprimido que también contiene levodopa y carbidopa (disponible sin entacapona como Sinemet).

2.1. Tratamiento precoz de la enfermedad

El objetivo del tratamiento médico debe ser asegurar que cada persona reciba el mejor tratamiento en función de sus necesidades individuales.

En las fases iniciales de la enfermedad se administra un solo fármaco o la combinación de varios (p. ej. algunos aparecen en la tabla 7), y el médico establece la dosis más efectiva. Este medicamento suele ser un inhibidor de la MAO-B, un agonista dopaminérgico o levodopa. Es cierto que el uso de la levodopa se puede demorar a fases más avanzadas de la EP. Conforme progresa la enfermedad puede ser necesario cambiar dosis y la medicación, o añadir más fármacos para proporcionar el un mejor control de los síntomas existentes.

2.2. La administración de la medicación en las distintas fases de la enfermedad

El médico evalúa la sintomatología de la enfermedad, dependiendo del estadio y tomando como referencia la clasificación Hoehn & Yahr y el estado de salud general del paciente. Como se ha dicho, la EP es una enfermedad progresiva y los síntomas varían con el transcurso del tiempo. Puede ser necesaria una combinación de fármacos, sobre todo en las fases más avanzadas de la enfermedad, ya que algunos medicamentos son más eficaces que otros para controlar determinados síntomas.

Algunos de los fármacos utilizados en la EP pueden causar efectos adversos y en estos casos el médico puede modificar la medicación o prescribir otros fármacos para combatir los efectos secundarios.

La mayoría de las personas con EP reciben levodopa en algún momento de su evolución. Este fármaco es efectivo y suministra al cerebro una cantidad extra de dopamina. Sin embargo, cuando la levodopa se ha utilizado durante varios años, pueden existir períodos del día durante los cuales los efectos del fármaco parecen desaparecer (***deterioro fin de dosis o "wearing-off"***). Una vez alcanzado este punto, se pueden añadir otros medicamentos para reducir dicho fenómeno.

Puesto que con el tiempo los efectos de la levodopa pueden comenzar a desaparecer, o el fármaco puede causar efectos secundarios, es posible que el médico prefiera retrasar el inicio de este tratamiento el mayor tiempo posible. Por

tanto, quizá inicie el tratamiento con un medicamento distinto, como un inhibidor de la MAO-B o un agonista dopaminérgico, para controlar los síntomas de la enfermedad temprana y retrasar así el uso de la levodopa hasta que sea realmente necesaria (tabla 8).

Tabla 3.2. **Opciones de tratamiento en la EP inicial (adaptación de la Guía NICE)**[17]

			Efectos adversos	
Tratamiento inicial	Primera elección	Control de síntomas	Complicaciones motoras	Otros
LD[18]	√	+++	?	?
AD[19]	√	++	?	?
IMAO-B	√	+	?	?
Anticolinérgicos	X	No hay evidencia.	No hay evidencia.	No hay evidencia.
Amantadina	X	No hay evidencia.	No hay evidencia.	No hay evidencia.

2.3. Discinesias

Las **discinesias** son movimientos involuntarios, generalmente coreiformes, pero también pueden manifestarse como distonías, mioclonus, tics y otros trastornos del movimiento que generalmente aparecen cuando el paciente está en periodo "on". Una distonía dolorosa también puede aparecer en periodo "off", especialmente por la mañana y suele afectar más al miembro inferior en que existe mayor manifestación clínica.

[17] National Collaborating Centre for Chronic Conditions. Parkinson's disease: national clinical guideline for diagnosis and management in primary and secondary care. London: Royal College of Physicians; 2006.

[18] Levodopa

[19] Agonista dopaminérgico

2.4. Fluctuaciones motoras

En el curso de la EP existen épocas en las que el control de los síntomas es favorable y la medicación parece funcionar bien (la fase de "luna de miel" ya citada), lo que se conoce como períodos ON (períodos con respuesta). Sin embargo, en otras fases más avanzadas, el control de los síntomas es deficiente y parece que se pierde la respuesta a la medicación, lo que se conoce como períodos OFF (períodos sin respuesta).

El término "**fluctuaciones motoras**" hace referencia a un estado en el que el paciente con EP alterna períodos ON y OFF (fluctuaciones ON-OFF), de forma que las alteraciones del movimiento (alteraciones motoras) características de la enfermedad mejoran (períodos con respuesta) y empeoran (períodos sin respuesta) sin motivo aparente, lo que también se conoce como oscilaciones al azar.

Este hecho es común en las personas que han estado recibiendo tratamiento con levodopa durante muchos años. Se observa otro cambio en el control de los síntomas durante el momento de máxima asimilación de la levodopa, cuando la persona puede presentar movimientos anormales continuos conocidos como discinesias[20]. En el momento de la absorción máxima de la levodopa se produce un exceso de movimiento. Las discinesias producidas por levodopa son frecuentes, con una prevalencia estimada del 30% al 80% de los pacientes tratados crónicamente con este fármaco (Barbeau, 1980; Marsden, Parkes & Quinn, 1982).

Varios estudios han puesto de manifiesto que, en aquellos pacientes parkinsonianos en los que se retrasa el inicio de la administración de levodopa, el tiempo de latencia entre el inicio de este tratamiento y la aparición de discinesias es menor que en pacientes que comienzan a recibir levodopa de modo precoz (Rajput, Stern & Laverty, 1984; Bergmann, Mendoza & Yahr, 1986; Cedarbaum, Gandy & McDowell, 1991; Grandas, Galiano & Tabernero, 1999).

---

[20] Movimientos anormales e involuntarios o hipercinesias en algunas enfermedades nerviosas, producidos especialmente por el consumo de fármacos. Las discinesias pueden ser coreiformes (no repetitivas, rápidas, espasmódicas y cuasi intencionadas), atetoides (continuas, lentas, sinuosas, anárquicas) o movimientos rítmicos en determinadas regiones corporales que disminuyen con los movimientos voluntarios de la parte afectada y aumentan con los movimientos voluntarios de la zona intacta.

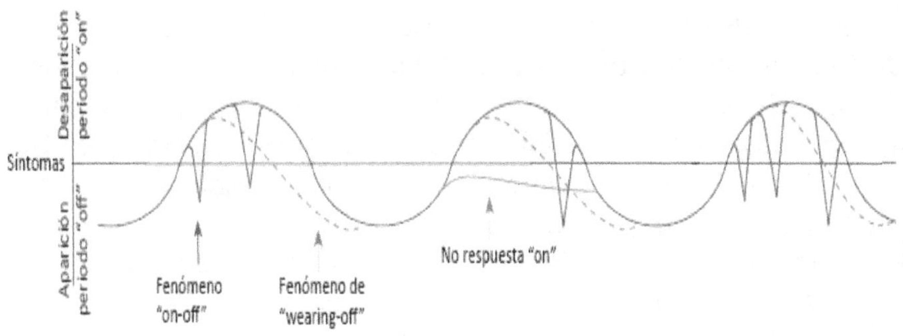

Figura 3.1. Fluctuaciones motoras

2.4.1. Situación de ausencia de estímulo dopaminérgico (off)

La situación de ausencia de medicación dopaminérgica o "deterioro de fin de dosis" es un término de uso común que describe el período de tiempo entre el final del efecto de una dosis de medicación y el comienzo del efecto de la siguiente. Es decir, los efectos beneficiosos de la dosis previa parecen desaparecer antes de que comiencen los de la dosis siguiente (tabla 9).

Tabla 3.3. **Fluctuaciones motoras en la EP**

Síntomas	**Características**
Deterioro fin de dosis o wearing off	Habitualmente predecible: relacionado con la vida media de la medicación, las comidas, etc. Puede ser impredecible. Gradual o súbito.
Fenómenos on-off	Cambios impredecibles.
Retardo on	Retraso en el efecto de una o varias tomas de medicación.
Ausencia de on	Falta de efecto de una o varias tomas de medicación.
Congelación o Freezing	Puede aparecer en situación off u on.

En el periodo *off*, la actividad bioeléctrica cerebral se sincroniza en dos bandas principales de frecuencia. La primera de éstas se sitúa en el rango 3-12 Hz y contendría las frecuencias del temblor parkinsoniano. La otra banda predominante en esta situación *off* es la de rango beta (13-30 Hz), denominado así por analogía con las frecuencias de los registros electroencefalográficos. Esta actividad oscilatoria sincronizada en el NST y el GPi se ha observado en registros de actividad de neurona aislada (DeLong, 1990; Mink, 1996; Bar-Gad, Morris & Bergman, 2003; Grupo de Estudios de los Trastornos del Movimiento, 1999), pero especialmente se ha mostrado como el hallazgo más constante en los registros de la actividad de campo local en toda la red corticobasal, tanto en el núcleo subtalámico (NST) (10-17) como en el Globo pálido (GPi) (Brown et al., 2001; Brown, 2003; Alonso-Frech et al., 2006).

La actividad oscilatoria en la banda beta ha mostrado una relación significativa entre ambos núcleos (Cepeda, Buchwald, & Levine, 1993), así como con áreas corticales motoras (Chevalier & Deniau, 1990; Kita, Tachibana, Nambu, & Chiken, 2005). Estos hallazgos sustentan la hipótesis de que la sincronización de la actividad oscilatoria en el rango beta es el estado fisiológico del circuito corteza-ganglios basales característico del estado parkinsoniano sin medicación.

Podemos entender que la levodopa cumple la función de suministrar dopamina extra a las células nerviosas de los enfermos de Parkinson. Sin embargo, conforme progresa la enfermedad, la levodopa tiende a ser menos capaz de compensar la pérdida progresiva de dopamina. Existe también la teoría de que en la EP temprana, la dopamina extra suministrada por cada dosis de levodopa es almacenada y después liberada cuando resulta necesaria. En la EP más avanzada, la dopamina ya no puede ser almacenada sino que se libera de una vez, por lo que después de una dosis comienza a surtir efecto (período *on*), progresa a un funcionamiento excesivo (ON con discinesia), vuelve a funcionar bien otra vez (período *on*) y después desaparece (período *off*), siendo la base fisiopatológica de las *fluctuaciones motoras*.

Los síntomas del periodo off varían de una persona a otra y puede no ocurrir después de cada dosis de levodopa. Durante el periodo *off* suele manifestarse un aumento ligero y gradual de los síntomas, con lo que algunas personas notan un aumento del temblor o de la lentitud de movimientos. En contraste, otros tipos de fluctuaciones motoras relacionadas con la EP más avanzada, cursan con cambios más rápidos y a veces impredecibles entre períodos de buen funcionamiento y períodos con mal funcionamiento. La persona puede experimentar una reaparición de los síntomas, entre ellos los motores (el temblor, la rigidez), o los no motores (la ansiedad, la depresión y el dolor).

En conclusión, podemos decir que al principio de la enfermedad los problemas se compensan porque en el sistema nigroestriatal (que es donde principalmente se realiza el trabajo de convertir levodopa en dopamina) hay suficientes neuronas. Con dosis bajas de levodopa se consigue suficiente dopamina para que paciente se mantenga en buenas condiciones motoras durante muchas horas. Conforme avanza el proceso, se van perdiendo las células disponibles, el trabajo de conversión es más lento e irregular, y la eficacia de la terapia disminuye. Por eso, aparecen estos problemas que se agudizan con el paso del tiempo.

2.4.2. Situación tras el tratamiento dopaminérgico (on)

El tratamiento de la EP con agentes dopaminérgicos, además de suprimir la sincronización en el rango beta, promueve un aumento de la sincronización en bandas de frecuencia mayor, entre 60 y 90 Hz (Cepeda, 1993; Chevalier & Deniau, 1990; Kita, Tachibana, Nambu, & Chiken, 2005; Lévesque & Parent, 2005; Nambu, Tokuno & Takada, 2002) y entre 250 y 350 Hz (Parent, 1990). Esta actividad gamma entre 60 y 90 Hz se atenúa en reposo y se incrementa al realizar un movimiento, paralelamente al comportamiento descrito en la corteza cerebral (Lanciego, 2004), por lo que se le ha atribuido un papel procinético, favorecedor del procesamiento relacionado con el movimiento.

En el estado *on,* cuando se asocia a la presencia de discinesias inducidas por la levodopa, se han descrito alteraciones en los registros de actividad neuronal y se ha constatado una asociación, con una precisa relación espacial y temporal, entre un incremento de la actividad en la banda 3-10 Hz en la red palidosubtalámica y la presencia de discinesias inducidas por la levodopa (Obeso, 2000; Lévesque & Parent, 2005).

En este sentido, al utilizar la estimulación cerebral profunda a una frecuencia de 5 Hz en pacientes con EP intervenidos quirúrgicamente, se ha observado la generación de movimientos involuntarios contralaterales que recuerdan a las discinesias (Middleton & Strick, 1997).

2.4.3. Tratamiento del deterioro fin de dosis

El deterioro fin de dosis se alivia al tomar la siguiente dosis de levodopa, aunque muchas veces la mejoría no se manifiesta hasta una hora después del suministro del fármaco. El médico podrá reducir los efectos del deterioro si recomienda:

- Dosis de levodopa inferiores pero más frecuentes.
- Una forma diferente de levodopa que libere el fármaco de modo más gradual.
- Masticar los comprimidos de levodopa o tomarlos con una bebida carbonatada para acelerar el inicio de su efecto.
- No tomar la levodopa con las comidas, ya que los alimentos disminuyen su absorción.
- Tratar la disfunción gástrica. La levodopa se absorbe después de salir del estómago, y si el tránsito intestinal es lento, la dosis quizá permanezca en el estómago durante varias horas, sin poder actuar.
- Una alternativa consiste en añadir otro fármaco (inhibidor de la MAO-B, agonista de la dopamina, inhibidor de la COMT) para minimizar los síntomas del deterioro.

La adición de un segundo fármaco se conoce como terapia coadyuvante o combinada. El deterioro también se puede retrasar si la EP se trata al principio con inhibidores de la MAO-B y/o agonistas de la dopamina, y la levodopa no se utiliza hasta fases posteriores.

El tratamiento de las fluctuaciones motoras es un proceso complicado, y, por tanto, el médico deberá adaptarse a las características de cada paciente.

3. Opciones para el tratamiento farmacológico

Como sabemos (tabla 7), se dispone de muchos fármacos diferentes para tratar los síntomas de la EP. A fin de facilitar el conocimiento de estas terapias, los puntos siguientes resumen el mecanismo de acción de cada fármaco y detallan las ventajas relativas de cada tipo de terapia, ampliando sus características.

3.1. Levodopa

Es el precursor de la dopamina y se considera como el fármaco antiparkinsoniano por vía oral más potente (análogo a la apomorfina subcutánea), ejerciendo un notable beneficio sintomático sobre todos los síntomas motores de la enfermedad (bradicinesia, rigidez y temblor) (Grupo de Estudios de los Trastornos del Movimiento, 1999).

La levodopa es un aminoácido aromático que se comporta como un profármaco del neurotransmisor natural dopamina. Se absorbe en el intestino delgado mediante el transportador de aminoácidos grandes neutros. Cuando se administra por vía oral, rápidamente es descarboxilada y solo una pequeña proporción entra en el sistema nervioso.

Como se ha comentado, se administra en combinación con un inhibidor de la descarboxilasa (carbidopa o benserazida) que permite que la cantidad adecuada pase la barrera hematoencefálica y evite los efectos adversos de la conversión de la dopamina a nivel periférico. El paso por la barrera hematoencefálica se hace mediante el transportador de aminoácidos neutros. En el cerebro se convierte en dopamina mediante la dopa decarboxilasa (Schwab, England, Poskanzer & Young 1969).

A) Mecanismo de acción

La levodopa es un fármaco que puede transformarse en dopamina en el cerebro. La levodopa se receta siempre junto con otros fármacos, como los inhibidores de dopa-decarboxilasa (IDD) y los inhibidores de la COMT, que impiden su destrucción, después de llegar al cerebro. La combinación con estos otros fármacos reduce la dosis necesaria de levodopa y previene algunos efectos secundarios desagradables.

B) Beneficios que proporciona

La levodopa es una sustancia muy efectiva para revertir la lentitud de movimientos y la rigidez, así como para reducir el temblor.

Existen diversos ensayos clínicos que comparan la levodopa con diferentes agonistas dopaminérgicos en la EP inicial (Rinne, 1998; Parkinson Study Group, 2000; Rascol, 2000; Lees, 2001; Whone, 2003; Bracco, 2004; Oertel, 2006). En todos ellos la levodopa redujo más, con respecto del agonista correspondiente, las puntuaciones de la UPDRS motora al cabo de los diferentes intervalos de tratamiento. En cambio, las complicaciones motoras fueron más frecuentes y se presentaron antes en los enfermos tratados con levodopa. En tercer lugar, fueron más frecuentes los abandonos en el grupo de pacientes tratados con agonistas dopamlnérgicos, y éstos precisaron suplementos con dosis de levodopa.

Algunos autores apoyan el tratamiento precoz de la EP, tal como puede observarse en un estudio observacional prospectivo (Grosset et al., 2007) de calidad de vida (PDQ-39). Los que recibieron tratamiento desde el principio mejoraron sus puntuaciones respecto a la inicial, y aquellos en los que se demoró, presentaron un deterioro. En varios estudios retrospectivos se observó que la demora del tratamiento acortaba la latencia de complicaciones motoras respecto al inicio precoz (Markham & Diamond, 1986; Blin, Bonnet & Agid, 1988; Cedarbaum, Gandy, & McDowell, 1991; Grandas et al., 1999; Ahlskog & Muenter, 2001).

Los preparados retardados (levodopa de liberación prolongada) tienen una eficacia similar a la estándar en la EP inicial o en enfermos avanzados con respuesta estable. Sin embargo, no se ha demostrado en los ensayos clínicos (Goetz et al., 1988; Koller, Hutton & Capilldeo, 1999; Dupont et al., 1996; Block, Liss, Reines, Irr & Nibbelink, 1997) que prevenga a largo plazo el desarrollo de complicaciones motoras, con respecto a la levodopa estándar.

A modo de conclusión se puede sintetizar que:

- La levodopa es eficaz y tardía
- La levodopa es el fármaco más eficaz para controlar los síntomas motores de la EP
- Los pacientes de edad avanzada o con grave dificultad para el diagnóstico son los candidatos preferentes a empezar con

levodopa, y al resto se les puede proponer otros tratamientos, incluida la levodopa.

- No hay evidencia de que las formulaciones de levodopa de liberación prolongada prevengan la aparición de las complicaciones.

C) Efectos secundarios de la levodopa

La levodopa puede causar efectos secundarios como náuseas, vómitos hipotensión al ponerse de pie, somnolencia, alucinaciones y pesadillas.

Las personas que han recibido levodopa durante varios años pueden comenzar a experimentar cambios en su efectividad (congelación, deterioro de fin de dosis y fluctuaciones ON-OFF). Además, pueden aparecer discinesias. Algunos efectos secundarios de la levodopa (p. ej. los vómitos) pueden desaparecer con el paso del tiempo, y otros mejoran al disminuir la dosis. Se pueden recetar fármacos para aliviar las náuseas como la domperidona, un agente procinético del tubo digestivo.

3.2. Inhibidores de la MAO-B

Los inhibidores de la MAO-B pueden utilizarse en monoterapia en fases muy iniciales o como coadyuvante de la levodopa.

En animales de experimentación se ha demostrado un efecto neuroprotector, independientemente de la actividad inhibidora de la MAO-B. Reduce aproximadamente un 20% el tiempo *off* en pacientes fluctuantes.

A) Mecanismo de acción

Los inhibidores de la MAO-B impiden el funcionamiento de la enzima llamada MAO-B en el cerebro, y de este modo aumentan los niveles cerebrales de las monoaminas en general y de la dopamina en particular.

Por lo tanto, en la EP, los inhibidores de la MAO-B (p. ej. rasagilina, selegilina) se pueden administrar para evitar la destrucción de la dopamina, y prolongar así su acción en el cerebro.

B) Beneficios que proporciona

Los inhibidores de la MAO-B son útiles en las etapas muy tempranas de la EP y pueden usarse como primer tratamiento. De esta forma, se podría retrasar la necesidad de levodopa. No obstante, con el paso del tiempo acaba siendo necesaria, y los inhibidores de la MAO-B se pueden añadir la terapéutico farmacológica para reducir la necesidad de una dosis mayor de levodopa. Esta medida va a contribuir a retrasar las fluctuaciones motoras que aparecen durante la administración prolongada de levodopa. Por esa razón se han realizado varios ensayos clínicos con inhibidores de la MAO-B para estudiar la posibilidad de neuroprotección y frenar, por tanto, la progresión de la EP (Olanow et al., 2008). La rasagilina es otro nuevo inhibidor de la MAO-B que se administra una vez al día y no requiere titulación de dosis[21], con lo que proporciona una pauta más cómoda que mayoría de los medicamentos para la EP (Pagonabarraga & Kulisevsky, 2010).

C) Efectos secundarios

Se recomienda una dosis inicial y media de 1 mg/día. Los efectos secundarios que se han encontrado con su administración son cefalea, discinesias en tratamiento coadyuvante con levodopa, síntomas gripales, artralgias, dispepsia, náuseas, hipotensión arterial postural y sueños vividos.

La Rasagilina se tolera bien en general, y sus efectos secundarios más comunes comprenden cefaleas, discinesias, vómitos, estreñimiento, lesiones accidentales e hipotensión al incorporarse, cuándo ésta se administra junto con levodopa.

El otro IMAO B existente en el mercado, la selegilina suele tener una buena tolerancia. Los efectos secundarios más comunes son la sequedad de boca y los trastornos del sueño. Al igual que la rasagilina y debido a la potenciación de la acción de la levodopa, aumenta también algunos de sus efectos secundarios, como discinesias, náuseas, confusión, alucinaciones, hipotensión al incorporarse y vértigo. El aumento de los efectos secundarios relacionados con la levodopa se puede aliviar si se ajusta la dosis de este fármaco. Es posible que los efectos secundarios de la selegilina relacionados con el sistema nervioso central (alucinaciones, confusión y cam-

[21] Aumento gradual del fármaco hasta hallar la dosis más efectiva.

bios de la presión arterial) se deban a su metabolito anfetamínico, inexistente con la Rasagilina (Matellano & Gutiérrez, 2004).

3.3. Agonistas dopaminérgicos

A diferencia de la levodopa que precisa de la integridad de la neurona dopaminérgica para ser trasformada en y así estimular los receptores y mejorar la conducción, este grupo de fármacos estimulan directamente los receptores dopaminérgicos. Se utilizan como monoterapia inicial en pacientes menores de 70 años o como tratamiento complementario a la levodopa. El uso de agonistas dopaminérgicos en monoterapia retrasa la aparición de las complicaciones motoras por su vida media más prolongada en el estriado. Los agonistas dopaminérgicos asociados a la levodopa reducen las fluctuaciones motoras y el número diario de horas en *off*.

A) Mecanismo de acción

Los agonistas dopaminérgicos (p. ej. ropinirol, cabergolina, bromocriptina, pergolida, pramipexol) imitan la acción de la dopamina en el cerebro. Existen varios tipos de agonistas de la dopamina con mecanismos de acción diferentes.

B) Beneficios que proporcionan

Los agonistas dopaminérgicos son útiles en las primeras etapas de la EP y se pueden usar como primer tratamiento de elección, retrasando la necesidad de levodopa. Con el paso del tiempo suele acabar siendo necesaria la levodopa, y los agonistas dopaminérgicos se pueden administrar junto con la levodopa. De esta manera, se emplea una dosis más baja de levodopa y se contribuye a retrasar el comienzo de las fluctuaciones motoras, que aparecen durante el tratamiento a largo plazo con levodopa. El tratamiento prolongado con agonistas dopaminérgicos tiende a causar menos discinesias y fluctuaciones ON-OFF que la levodopa.

C) Efectos secundarios

Entre los efectos secundarios dopaminérgicos comunes a todos ellos se han descrito: náuseas/vómitos, estreñimiento, discinesias, hipotensión ortostática, somnolencia y pesadillas, edema periférico, cefalea. Conforme se aumenta la dosis, sobre todo si hay un incipiente deterioro cognitivo o en pacientes seniles, existe mayor riesgo de agitación y psicosis (alucinaciones y delirios). La somnolencia diurna y los ataques de sueño repentinos han sido descritos inicialmente con Pramipexol, pero pueden producirlos cualquiera de ellos, incluida la levodopa. Igualmente se han descrito casos de ludopatía y síndromes de disregulación dopaminérgica, entre los que se incluye la adicción farmacológica.

Los derivados eróticos (Bromocriptina, Lisurida, Pergolida y Cabergolina) pueden, en casos raros, dar lugar a efectos secundarios de tipo ergótico como eritromelalgia, fibrosis pleuropericárdica y retroperitoneal, y pueden potenciar un síndrome de Raynaud[22].

Con Pergolida y Cabergolina han aparecido casos de fibrosis valvular (otro efecto ergótico) que pueden llegar a requerir recambio valvular, por lo que deben realizarse controles radiológicos y ecografías cardíacas con su uso a largo plazo. Por este motivo han pasado a ser fármacos de segunda elección.

Cuando aparecen náuseas y también al principio del tratamiento al objeto de mejorar la tolerancia, se recomienda asociar domperidona por vía oral.

Como se ha descrito, algunos de estos efectos secundarios se pueden reducir mediante la introducción gradual del fármaco o con la reducción de la dosis. Debido a su mecanismo de acción, los diferentes agonistas dopaminérgicos pueden a producir efectos secundarios distintos.

3.4. Inhibidores de la COMT

Los Inhibidores de la metabolización periférica (Entacapona) o central y periférica (Tolcapona) de L-dopa a dependiente de la catecolortometiltransferasa (COMT) permiten aumentar la disponibilidad central de la dopamina.

Están indicados cuando aparecen fluctuaciones motoras (deterioro de fin de dosis), siempre en combinación con levodopa/carbidopa (Sinemet®) o levodopa/benserazida. (Madopar®)

[22] Es una afección en la cual las temperaturas frías o las emociones fuertes causan espasmos vasculares que bloquean el flujo sanguíneo a los dedos de las manos y de los pies, las orejas y la nariz.

A) Mecanismo de acción

Los inhibidores de la COMT se deben administrar con levodopa. Su mecanismo de acción consiste en impedir que la levodopa sea destruida en la sinapsis y así pueda recaptarse.

B) Beneficios que proporcionan

Producen un incremento significativo del tiempo *on* y una reducción concomitante del tiempo *off*. Por tanto, cuando las personas con la EP comienzan a experimentar deterioro fin de dosis con cada dosis de Levodopa, un inhibidor de la COMT puede contribuir a la disminución del tiempo OFF y a reducir las fluctuaciones. Para mejorar la respuesta a la Levodopa es posible que deba reducirse su dosis.

C) Efectos secundarios

En general, los inhibidores de la COMT producen pocos efectos secundarios, y suelen estar causados por el aumento de los niveles de dopamina producido por estos fármacos. La Entacapona puede causar discinesias (se aconseja disminuir la levodopa), hipotensión ortostática, náuseas, alucinaciones, aceración de la coloración de la orina, diarreas (8-20%), dolor abdominal, sequedad de boca, estreñimiento (sobre todo al principio del tratamiento). La diarrea suele aparecer a las 4-12 semanas de tratamiento.

Sin embargo, con frecuencia estos efectos secundarios mejoran al disminuir la dosis de Levodopa. También pueden aparecer dispepsia, gastritis y alteración del gusto, coloración rojiza de la orina (más con Entacapona) y en algunos pacientes, principalmente en estadios muy avanzados, aumento del parkinsonismo.

La Tolcapona ha sido relacionada con efectos adversos sobre el hígado (hepatotoxicidad), y por lo tanto es necesario controlar la función hepática mientras se toma este medicamento. Esto ha justificado su uso controlado en Europa.

3.5. Apomorfina y duodopa

La apomorfina fue el primer agonista dopaminérgico usado en la EP y es el tercer fármaco antiparkinsoniano que se probó de forma eficaz, tras los anticolinérgicos y la levodopa (Schwab, Amador

& Lettvin, 1951; Cotzias, Papavasiliou, Fehling, Kaufman & Mena, 1970).

En la actualidad la apomorfina es un tratamiento de elección en la EP avanzada (Kulisevsky et al., 2013). Se caracteriza y diferencia del resto de los agonistas dopaminérgicos (Poewe & Wenning, 2000) por su vida media plasmática que es muy corta y por su metabolismo que es rápido y extensivo. No es un fármaco que pueda utilizarse por vía oral.

La apomorfina puede emplearse por otras vías de administración incluyendo la inyección subcutánea, la intranasal, sublingual y rectal. La vía subcutánea intermitente es la más conocida, aunque muy poco utilizada (Poewe & Wenning, 2000). En inyección subcutánea constituye un paso más en el tratamiento de la EP avanzada y favorece el rescate de la situación OFF de forma rápida y predecible (Ostergaard et al., 1995; Dewey, Hutton, LeWitt & Factor, 2001).

A) Mecanismo de acción

La apomorfina es un agonista con afinidad por los receptores D1 y D2, su metabolismo es hepático fundamentalmente y posee un catabolismo muy rápido, lo que explica su corta vida media plasmática (Kempster, Frankel, Stern & Lees, 1990; Colosimo, Merello, Hughes, Sieradzan & Lees, 1996). La apomorfina nuestra una elevada potencia antiparkinsoniana (Cotzias et al., 1970; Colosimo et al., 1996).

En estudios farmacológicos, es el único agonista con una potencia similar a la de la levodopa (Cotzias et al., 1970; Kempster, Frankel, Stern & Lees, 1990; Rossi, Colosimo, Moro, Tonali & Albanese, 2000). En la actualidad, la apomorfina se usa tanto en inyección subcutánea intermitente como en infusión continua (Van Laar et al., 1993; Garcia Ruiz et al., 2008) para el control de la EP avanzado. Además, se utiliza como test diagnóstico rápido para verificar la respuesta a una estimulación dopaminérgica máxima (Kempster et al., 1990; Colosimo et al., 1996; Rossi et al., 2000) dosis de 2-3 mg hasta establecer la dosis necesaria. En este sentido, la mayoría de los pacientes responden a 4-5 mg (Deleu, Hanssens & Northway, 2004).

Este fármaco solo puede utilizarse como rescate debido a que su vida farmacológica es limitada (inferior a los 90 min) y que requiere establecer de forma individual la dosis mínima eficaz, lo que conlleva tiempo y dedicación.

La apomorfina es un excelente fármaco, en realidad poco usado, tal vez por sus pequeñas complicaciones técnicas y porque requiere más tiempo y destreza por parte del paciente (Kulisevsky et al., 2013).

B) Beneficios

La apomorfina en inyección subcutánea es eficaz para disminuir la duración de episodios *off* en pacientes y para el control de las fluctuaciones motoras con EP avanzada. La apomorfina permite, por tanto, cierta independencia a pacientes con fluctuaciones fuertes.

La apomorfina administrada por vía diferente a la subcutánea (sublingual, intranasal, rectal y, posiblemente, transcutánea) puede ser eficaz a corto plazo, pero no se dispone de información suficiente para recomendar su uso a largo plazo.

C) Efectos secundarios

Con la apomorfina los efectos secundarios habituales que se presentan son especialmente el incremento de discinesias, náuseas y vómitos. Rara vez se manifiesta psicosis tóxica y ocasionalmente, nódulos subcutáneos.

La **Duodopa** es la combinación de levodopa y carbidopa. La Duodopa contiene los dos fármacos en un gel que es introducido directamente en el tracto digestivo (duodeno) a través de un tubo conectado a una bomba portátil. Esta bomba puede ser accionada por la persona con EP o por un cuidador. El tubo se inserta mediante una intervención quirúrgica menor. Este sistema de administración está diseñado para proporcionar un suministro más uniforme del fármaco, sin la influencia del vaciado gástrico (Raudino et al., 2009).

A) Mecanismo de acción

La Duodopa se administra a través de una sonda introducida directamente en el duodeno. La levodopa se absorbe rápida y eficazmente desde el intestino a través de un sistema de transporte de alta capacidad para los aminoácidos. La levodopa administrada como Duodopa tiene la misma biodisponibilidad que la levodopa administrada en comprimidos (81-98 %) (Nutt, Woodward, Hammerstad, Carter & Anderson, 1984).

Con una dosis matutina inicial alta de Duodopa, el nivel terapéutico de levodopa en plasma se alcanza en 10-30 minutos (Rossor, Watkins, Brown, Reid & Dollery, 1980). La levodopa se administra conjuntamente con carbidopa, un inhibidor de la descarboxilasa que aumenta la biodisponibilidad y reduce la eliminación de levodopa. La semivida de eliminación de la levodopa es aproximadamente de 1-2 horas. La levodopa se elimina completamente a través del metabolismo, y los metabolitos formados se excretan principalmente en la orina

B) Beneficios que proporciona

La Duodopa está indicada en el tratamiento de la enfermedad de Parkinson en estado avanzado con fluctuaciones motoras graves e hiper/discinesia cuando las combinaciones de medicamentos disponibles para el Parkinson no han proporcionado resultados satisfactorios.

La Duodopa puede reducir el fenómeno de "deterioro de fin de dosis" y las oscilaciones al azar (Puente-Periz, 2010).

C) Efectos adversos

La levodopa y la carbidopa pueden producir mareos y hipotensión ortostática. Algunos pacientes pueden presentar somnolencia y/o episodios de sueño súbito.

Las reacciones adversas que se producen con frecuencia con levodopa/carbidopa son las debidas al efecto neurofarmacológico central de la dopamina. Estas reacciones pueden reducirse al disminuir la dosis de levodopa (Santos-García et al., 2010b).

Las complicaciones registradas incluyen perforación de las estructuras anatómicas adyacentes, en particular durante la colocación del PEG, y el sangrado, infección de la herida (la complicación más frecuente) y peritonitis. Las infecciones locales alrededor del estoma se tratan de forma conservadora con un desinfectante Rara vez se necesita el tratamiento con antibióticos (Fanjul-Arbós, Valdes, de Toledo-Heras & Rodríguez-García, 2011).

3.6. Otros fármacos

Existen otro tipo de fármacos que se utilizan-en la terapéutica farmacológica de la EP con menor frecuencia que los fármacos que hemos descrito anteriormente. Entre ellos podemos destacar los anticolinérgicos y la Amantadina.

3.6.1. Anticolinérgicos

Los anticolinérgicos se empleaban frecuentemente para tratar la EP antes del descubrimiento de la levodopa. Por tanto, puede considerarse que fueron los primeros fármacos utilizados en el tratamiento de la EP. Hoy en día se usan en pocas ocasiones como tratamiento en los estadios iniciales de la enfermedad. Sin embargo, ya no se emplean como fármacos de primera elección porque han sido sustituidos por los citados en los apartados anteriores, más eficaces y con menores efectos secundarios.

Actúan mediante inhibición de la acción de la acetilcolina, restaurando de este modo el equilibrio entre dopamina y acetilcolina en el cerebro. Podrían ser de utilidad en los casos en los que el temblor no se ha controlado suficientemente con agonistas, L-dopa o amantadina. Se recomienda evitar administrarlos en pacientes mayores de 65 años debido a las anomalías de la memoria y confusión que pueden provocar y particularmente si existe deterioro cognitivo. Su suspensión, al igual que su inicio, debe ser gradual.

Entre los principales fármacos anticolinérgicos encontramos el Biperideno, el Trihexifenidilo, la Prociclidina y la Benzatropina.

3.6.2. Amantadina

La Amantadina tiene una acción antiviral y se utilizó inicialmente para tratar la gripe, pero se vio que tenía efectos antiparkinsonianos a través de su influencia en varios neurotransmisores, entre ellos la dopamina, la acetilcolina y el glutamato. Su mecanismo de acción es múltiple: incrementa la liberación de dopamina, retrasa su reabsorción, es agonista dopaminérgico y antagonista NMDA[23]. Se ha utilizado en la EP inicial para retrasar el inicio de la levodopa antes del desarrollo de los actuales agonistas dopaminérgicos e IMAO-B. Este fármaco tiene también una acción anticolinérgica.

[23] Ácido N-metil-D-aspártico. Es un derivado aminoácido que actúa como un agonista específico en el receptor NMDA, y mimetiza la acción del neurotransmisor glutamato.

Además de ello, la Amantadina se emplea para tratar las discinesias provocadas por la levodopa y esta propiedad constituye hoy día su principal indicación (Rajput, 1997). Los efectos secundarios más frecuentes son la sedación, los edemas, los lívedo reticularis[24], la cefalea, el insomnio, la sequedad de boca, el estreñimiento, la alopecia, las alucinaciones, las ideas paranoides y la confusión. Debido a que su eliminación es renal, se debe vigilar la función renal y se recomienda que la retirada sea progresiva y lenta para evitar cuadros de delirio.

3.6.3. Beta-bloqueantes

El propranolol puede ser útil para reducir el temblor de acción refractario a otros fármacos (National Collaborating Centre for Chronic Conditions, 2006).

---

[24] Es una alteración de la coloración de la piel que se caracteriza por la aparición de una pigmentación cutánea violácea o moteada, distribuida con un patrón reticular y que en la mayoría de los casos se acentúa con el frío.

Capítulo 4. TRATAMIENTO DE LAS COMPLICACIONES MOTORAS

El abordaje terapéutico de las complicaciones motoras ha de realizarse desde tres perspectivas y este apartado pretende ampliar la información adelantada en su inicio:

- Prevención.
- Tratamiento una vez que se han instaurado.
- Reversión de los cambios moleculares responsables.

1. Prevención de las complicaciones motoras

El médico tiene que decir qué tratamiento va a ofrecer a un paciente con EP recién diagnosticado y controlar la aparición de las complicaciones motoras. Los agonistas dopaminérgicos son los fármacos de elección en las fases iniciales y se ha demostrado que reducen el riesgo de sufrir todo tipo de complicaciones motoras en lugar de la levodopa (Rinne et al., 1998; Rascol, 2000; Parkinson Study Group, 2000).

Las discinesias de los enfermos de Parkinson casi nunca son tan graves como para tener una afectación de la calidad de vida. Hasta el 95% de los pacientes afectados refieren no tener ninguna interferencia funcional, social ni psicológica (Marras, Lang, Krahn, Tomlinson & Naglie, 2004). Se ha demostrado que el control del parkinsonismo en la subescala motora de la UPDRS es peor usando agonistas dopaminérgicos que levodopa, aunque no se observa alteración de las actividades de la vida diaria (Rascol et al., 2000) o de la calidad de vida (Parkinson Study Group, 2000).

Los pacientes con EP tratados con agonistas dopaminérgicos tienen mayor frecuencia de complicaciones, habitualmente náuseas, edemas y efectos adversos psiquiátricos. Sin embargo, la tasa de abandonos por efectos adversos no es diferente entre levodopa y agonistas dopaminérgicos.

La elección entre levodopa y agonistas dopaminérgicos en el inicio del tratamiento de la EP va a conllevar obedecer a una serie de criterios (tabla 10):

1. A medio plazo, será absolutamente necesario utilizar ambos fármacos en combinación. El plazo de tiempo puede estimarse en torno a los 2 años desde el inicio del tratamiento.

2. Los agonistas dopaminérgicos han posibilitado un control sintomático suficiente con dosis bajas de levodopa, y la práctica clínica ha permitido observar menos pacientes afectados por discinesias gravísimas a los pocos años de tratamiento.

Lo razonable sería utilizar las dosis más bajas posibles de la formulación de levodopa que ayuden a corregir la fisiología de la sinapsis nigroestriada y utilizar una triple combinación de fármacos (levodopa-carbidopa-entacapona). La administración de un fármaco u otro va a depender de las necesidades urgentes y que vendrán determinadas por:

1. Necesidad de mejorar, tanto subjetiva como objetiva (intensidad de los síntomas, incapacidad motora [p. ej. inestabilidad, depresión, amenaza laboral, etc.]).

2. Edad, a la que se considera como un factor crítico.

Tabla 4.1. **Ventajas e inconvenientes la levodopa y de los agonistas dopaminérgicos**
Levodopa • Mayor eficacia • Más barata, rápida y cómoda • Menor riesgo de alucinaciones y somnolencia • Se necesita tarde o temprano • Las discinesias no constituyen un problema grave • Aumenta las expectativas de vida • Combinada con cabergolina en dosis bajas o con inhibidores de la catecol-orto-metil-transferasa no aparecen discinesias
Agonistas • Reducen riesgo de complicaciones motoras • Pueden ralentizar la progresión de la enfermedad de Parkinson

2. Tratamiento sintomático de las complicaciones motoras

Las complicaciones motoras son predecibles al final del efecto de cada dosis de levodopa (*periodo off*), con o sin distonía y discinesias coreicas de beneficio de dosis. La intensidad de los problemas motores no es muy marcada en las fases iniciales de la enfermedad.

El problema surge cuando las complicaciones se hacen impredecibles y de marcada intensidad, con *períodos off* graves con distonía dolorosa y síntomas no motores (acatisia, angustia, disautonomía, etc.) y discinesias bifásicas y coreicas intensas y duraderas. En estos casos, casi ningún fármaco mejora la calidad de vida de los pacientes y debe recurrirse a otro tipo de estrategias (estimulación dopaminérgica continua y cirugía).

2.1. Reducción de las dosis de levodopa y acortamiento del período interdosis

En primer lugar, existe la alternativa de reducir la dosis de levodopa para mejorar las discinesias de pico de dosis. Sin embargo, normalmente se acompaña de alargamiento de los períodos *off*. Es preferible que el enfermo de EP tenga leves discinesias y períodos *off* siempre y cuando no alteren la calidad de vida que no abocar al paciente a una situación caótica.

Muchos de estos problemas se corrigen administrando dosis plenas de Levodopa a intervalos superiores a 4 horas. Su cinética periférica se optimiza mejorando la velocidad del vaciado gástrico evitando las comilonas, la acidez y el uso de anticolinérgicos, y tomándola con el estómago vacío disuelta en una bebida gaseosa y Vitamina C.

La absorción de Levodopa se facilita con dietas de redistribución proteica y evitando el estreñimiento. Un modo de mejorar la cinética de la levodopa es administrarla en solución con vitamina C y tomarla cada hora (Linazasoro & Gorospe, 1994).

2.2. Otros tratamientos

La cirugía es una alternativa cada vez más seria frente a los fármacos orales. La técnica usada es la estimulación cerebral profunda con tres dianas posibles: el núcleo ventral intermedio del tálamo (o VIM), el núcleo pálido interno o, sobre todo, el núcleo subtalámico.

Dados los riesgos inherentes a la cirugía, conviene destacar que, a día de hoy, las opciones quirúrgicas deben reservarse para pacientes con síntomas resistentes a los fármacos, con una notable alteración de la calidad de vida y deben excluir pacientes mayores de 70 años con problemas generales graves (deterioro cognitivo, atrofia cerebral importante o lesiones vasculares múltiples) o personas con síntomas resistentes a la Ievodopa (inestabilidad, disfagia, disartria, etc.). La cirugía mejora únicamente todos aquellos síntomas y signos que mejoran con la Ievodopa.

Los efectos adversos neuropsicológicos parecen ser más frecuentes con la estimulación subtalámica, sobre todo los de la fluencia verbal y la apatía.

Es importante destacar que cuanto más joven sea el paciente y menos avanzada esté la EP va a funcionar mejor un procedimiento médico o quirúrgico, simple o complejo.

Capítulo 5.

TRASTORNOS COGNITIVOS ASOCIADOS A LA ENFERMEDAD DE PARKINSON

1. Introducción

Las alteraciones cognitivas en la EP varían desde los déficit sutiles y focales, demostrables básicamente mediante tests neuropsicológicos, hasta la demencia global.

Los déficit cognitivos leves incluyen, principalmente, un uso anormal del almacenaje de memoria y un síndrome disejecutivo secundarios a la alteración de los circuitos corticosubcorticales que conectan la corteza prefrontal dorso y ventrolateral con el estriado dorsal (putamen y caudado dorsal) y el área tegmental ventral mesencefálica (Javoy-Agid & Agid, 1980).

En el desarrollo del deterioro cognitivo moderado y grave que lleva a la demencia se encuentran implicadas múltiples regiones tanto corticales como subcorticales, así como diversos sistemas neuroquímicos (Emre, 2003).

2. Deterioro cognitivo

En los enfermos de Parkinson el déficit cognitivo se manifiesta de una forma muy sutil (Dubois, & Pillon, 1996). El rendimiento cognitivo alterado se observa en los tests neuropsicológicos tanto en enfermos no medicados y en estadios precoces de la enfermedad (Janvin, Aarsland, Larsen & Hugdahl, 2002). Se puede observar alteración en diferentes capacidades cognitivas, como la memoria (Helkala, Laulumaa, Soininen & Riekkinen, 1988), el procesamiento visuoespacial (Boller et al., 1984), la atención (Ballard et al., 2002), la formación de conceptos y las funciones ejecutivas (Downes et al., 1989; Owen et al., 1992) (tabla 11).

Tabla 5.1. **Características clínicas del deterioro cognitivo en la EP**
▪ Alteración de la atención mantenida con fluctuaciones • Síndrome disejecutivo: - Formación de conceptos, resolución de problemas - Adquisición, mantenimiento y cambio de set (set-shifting) - Memoria de trabajo - Resistencia a la Interferencia • Alteración de las habilidades visuoespaciales • Déficit de memoria y alteración en la evocación; con menor frecuencia, déficit de reconocimiento • Lenguaje: - Alteración precoz de las fluencias verbales - Déficit de denominación en las fases más avanzadas - Gnosias y praxias preservadas

Durante mucho tiempo se han considerado todos estos déficit como manifestaciones directas o indirectas del déficit dopaminérgico, que genera una disfunción de los circuitos fronto-subcorticales.

Ya desde las fases de la enfermedad, el deterioro cognitivo en la EP se explica tanto por un déficit dopaminérgico (Mattay et al., 2002; Lewis, Dove, Robbins, Barker & Owen, 2003) como colinérgico. El déficit colinérgico está relacionado con deterioro cognitivo de la EP desde las primeras fases de la enfermedad y parece tener un papel más relevante que la dopamina en la progresión del deterioro cognitivo leve a la demencia. Un 70% de los enfermos de EP presentan un déficit amnésico de origen subcortical y el 30% restante manifiesta déficit de memoria de características corticales muy similares a la EP, mostrando un menor rendimiento cognitivo en evocación diferida, tareas de reconocimiento y presencia de errores de intrusión (Filoteo et al., 1997; Weintraub, Moberg, Duda, Katz & Stern, 2004).

Las fluencias verbales, de origen frontal, se ven alteradas en las fases iniciales de la EP tanto la fonética como la semántica, y constituyen un factor de riesgo para el desarrollo futuro de demencia (Henry, Crawford & Phillips, 2004). La denominación y el lenguaje de forma más global y se ven sólo afectadas en fases más avanzadas. También las alteraciones visuoespaciales se afectan de manera precoz y siguen una progresión paralela al grado de deterioro cognitivo global (Mosimann et al., 2004).

En la actualidad, no existe consenso acerca del efecto clínico de la levodopa sobre el deterioro cognitivo. Hay diversidad de estudios que muestran resultados diferentes sobre el rendimiento cognitivo frontal y/o las funciones de memoria: mejora (Kulisevsky et al., 1998; Kulisevsky et al., 2000), empeoramiento (Gotham, Brown & Marsden, 1988; Poewe, Berger, Benke & Schelosky, 1991; Kulisevsky at al., 1996). o ninguna afectación (Pillon et al., 1989). El factor diferencial en las muestras utilizadas en los estudios existe parece deberse a su alta heterogeneidad.

Los equipos de Poewe y Gotham encontraron un efecto deletéreo de la levodopa sobre ciertas áreas cognitivas al estudiar muestras de pacientes fluctuantes o en fases avanzadas de la enfermedad, mientras que los estudios con una clara mejoría cognitiva son aquellos que han estudiado muestras con pacientes en fases más precoces (Poewe et al., 1991; Gotham et al., 1988).

Sin embargo, los estudios de Kulisevsky y colaboradores (1998) han logrado una correcta homogeneización de las muestras, evaluando el efecto diferencial de la levodopa en pacientes *de novo,* tanto con respuesta estable a la levodopa como con respuesta fluctuante y muestran resultados de: *mejora* tanto de las funciones ejecutivas como la memoria en los pacientes *de novo,* aunque sin llegar a un rendimiento normal (Kulisevsky et al., 1998), *ninguna modificación* en la función cognitiva de los pacientes con una respuesta estable (Kulisevsky et al., 2000) y *empeoramiento* tanto las funciones ejecutivas como la memoria de los pacientes fluctuantes al administrar el fármaco, volviendo a los valores previos a las 4 horas (Kulisevsky et al., 1996).

Además, después de un seguimiento de pacientes de novo en tratamiento con levodopa durante 2 años de pacientes *de novo* en tratamiento con pergolida o levodopa, se observa que los beneficios iniciales observados en los pacientes estables se pierden de manera progresiva a partir de los 12 meses (Kulisevsky et al., 2000).

En resumen, la administración de levodopa produce sólo una mejoría incompleta de la función cognitiva de estos pacientes, ya que sólo mejora algunas de las tareas cognitivas alteradas. Dicha mejora inicial se estabiliza en los primeros años y pasa luego seguir deteriorándose según la enfermedad avanza y aparecen las fluctuaciones motoras.

3. Demencia

La demencia va a aparecer en la evolución de la EP de manera casi inevitable después de 10-15 años (Hely, Reid, Adena, Halliday & Morris, 2008). La demencia en la EP se origina por la disfunción neocortical secundaria a los déficit neuroquímicos producidos por la degeneración de diferentes núcleos subcorticales y troncoencefálicos (Burton, McKeith, Burn, Williams & O'Brien, 2004; Nagano-Saito et al., 2005).

La progresión de demencia en la EP está relacionada con la muerte neuronal y la densidad del depósito de cuerpos de Lewy a nivel del sistema límbico-paralímbico[25], junto con la degeneración del *precuneus* y otras áreas de asociación temporo-parieto-occipital (Kövari et al., 2003). En la EP avanzada son frecuentes rasgos histopatológicos de la EP (ovillos neurofibrilares y placas seniles) (Jellinger & Attems, 2008). El depósito de cuerpos de Lewy parece ser la causa principal de la demencia asociada a la EP (Halliday, Hely, Reid & Morris, 2008).

Los déficits cognitivos característicos de la demencia asociada a la EP tienen una base cortical (lenguaje, memoria de reconocimiento) y junto al déficit disejecutivo progresivo desde sus fases iniciales se refrendan en estudios neuropsicológicos (Pagonabarraga et al., 2008).

El estudio EXPRESS *(Exelon in Parkinson's disease dementia study)*, un estudio multicéntrico, doble ciego y controlado con placebo, analizó los efectos de la rivastigmina, un inhibidor dual de la colinesterasa (acetilcolinesterasa y butirilcolinesterasa) sobre la cognición, la conducta y la funcionalidad en las actividades de la vida diaria en pacientes con DEP (Emre et al., 2004) demostrando claramente su eficacia y ha constituido la base para su uso tanto en EP como en demencia de cuerpos de Lewy.

Los resultados de este estudio demuestran el efecto positivo de la rivastigmina sobre cognición en EP, la clínica conductual y el estado funcional tras 24 semanas de tratamiento. Las mejorías son aparentemente leves o moderadas, se acompañan de una mejoría significativa en las puntuaciones de la escala de neuropsicológica ADAS-COG, y directamente sobre la calidad de vida de estos pacientes.

---

[25] Comprende la corteza angulada anterior, la amígdala, el hipocampo, la corteza parahipocámpica y el *sulcus* temporal superior.

Capítulo 6.

TRASTORNOS PSICÓTICOS Y DE CONTROL DE IMPULSOS ASOCIADOS A LA ENFERMEDAD DE PARKINSON

1. Introducción

Hace 40 y 50 años se encontraron las primeras asociaciones entre trastornos psicopatológicos y la EP, sintomatología depresiva (Mandell, Markham & Fowler, 1961). Tanto la depresión como las alucinaciones se relacionaron inicialmente con el tratamiento crónico con levodopa, bromocriptina y amantadina (Harper & Knothe, 1973).

En los años 70 se supuso por primera vez que la depresión podría ser una consecuencia de la EP (Asnis, 1977) y a mediados de los años 90 se comenzó a proponer que las alucinaciones eran un fenómeno propio del proceso neurodegenerativo, más que como un simple efecto secundario de la medicación dopaminérgica (Graham Grünewald & Sagar, 1997).

El conocimiento en profundidad de las alteraciones conductuales y emocionales asociadas a la EP empezó a desarrollarse a partir de la década de los 90. En la actualidad, hay un gran interés y focalización sobre la psicopatología en la EP, debido a la alta frecuencia con la que se presentan los trastornos psicopatológicos y el gran impacto que generan sobre la funcionalidad y la calidad de vida de los pacientes y sus cuidadores.

En 1999 se publicó el primer estudio que analizó la frecuencia de un amplio abanico de síntomas conductuales en la EP, al administrar la escala NPI a 140 pacientes con demencia (36%) y sin demencia (64%), de 7 y 17 años de evolución (Aarsland et al., 1999). Los resultados obtenidos mostraban que el 61% de los pacientes de la muestra presentó algún síntoma conductual activo en el momento de la entrevista: en un 40% se observó *sintomatología depresiva*, en un 25% *alucinaciones*, en un 20% *ansiedad*, un 15%

apatía o clínica delirante. Entre todos estos síntomas, la depresión, la ansiedad, la apatía y las alucinaciones fueron los que se manifestaron con mayor grado de gravedad.

Por otro lado, se ha podido observar que los pacientes con una mayor afectación de la función motora y con peor función cognitiva global eran los que presentaban mayor frecuencia y gravedad de la sintomatología psicopatológica. En el año 2006, cuando se evaluó la presencia de los síntomas del NPI en una población seleccionada de 537 pacientes con demencia asociada a la EP (Aarsland et al., 2007). En estos pacientes se encontró que la frecuencia de algún síntoma psicopatológico ascendía hasta el 89%, con una intensidad moderada o grave en un 64% de la muestra.

La depresión, la ansiedad, la apatía y las alucinaciones siguen siendo los trastornos más comunes y de mayor gravedad en la demencia asociada a la EP. En los datos ofrecidos por el anterior estudio podemos observar hasta un 25% de pacientes con clínica delirante (Aarsland et al., 2007). Mediante análisis factorial se pudo clasificar a los pacientes con demencia asociada a la EP en cinco grupos según sus síntomas: hasta un 20% presentaron puntuaciones altas en apatía junto con puntuaciones bajas en el resto de los síntomas (incluidas la depresión y la ansiedad); un 10% puntuaciones altas en depresión, ansiedad y apatía; un 10% en alucinaciones y delirios; y un 5 % puntuaciones altas en todos los síntomas, con agitación psicomotriz e irritabilidad como clínica predominante. El resto de los pacientes se agruparon en un grupo más heterogéneo, con puntuaciones de intensidad moderada en todos los ítems.

En la última década, se ha definido un nuevo grupo de trastornos psicopatológicos asociados a la EP: los trastornos del control de impulsos. Los pacientes con EP presentan ludopatía con mayor frecuencia que la población general y, en una frecuencia similar, también pueden presentar hipersexualidad, adicción a la levodopa y compras compulsivas y *punding* (tabla 12).

Tabla 6.1. **Trastornos neuropsiquiátricos asociados a la enfermedad de Parkinson**
1. *Trastornos afectivos* •Depresión •Apatía •Ansiedad, irritabilidad
2. Trastornos psicóticos •Alucinaciones: visuales, auditivas, táctiles olfativas •Delirios: paranoide, celotipia •Síndromes de falso reconocimiento (Capgras, reduplicación, intermetamorfosis, paramnesia reduplicativa)
3. Trastornos del control de impulsos: • Adicción a la levodopa • Ludopatía • *Punding* • Hipersexualidad • Compra compulsiva, ingesta compulsiva *(binge eating)*

2. Trastornos psicóticos: alucinaciones y delirios

Las alucinaciones visuales son una manifestación clínica asociada a la EP. Las investigaciones iniciales las relacionaron fundamentalmente con el uso de fármacos anticolinérgicos o dopaminérgicos (Moskovitz, Moses, & Klawans, 1978). Sin embargo, si realizamos una pesquisa bibliográfica histórica pormenorizada, podemos encontrar que existen estudios en los que se describen las alucinaciones en pacientes con EP antes de la aparición de los fármacos anticolinérgicos y dopaminérgicos (Fénelon, Goetz & Karenberg, 2006).

Los estudios epidemiológicos más recientes han ofrecido resultados que nos permiten concluir que la presencia de alucinaciones en la EP está mucho más relacionada con peor función cognitiva, mayor tiempo de evolución de la enfermedad, clínica depresiva, menor agudeza visual y mayor gravedad de la función motora, que con las dosis de agonistas dopaminérgicos o de levodopa (Fénelon, Mahieux, Huon, & Ziégler, 2000; Holroyd, Currie & Wooten, 2001; Papapetropoulos, Argyriou & Ellul, 2005). La prevalencia de alucinaciones en la EP se sitúa entre un 40-50 % (Fénelon et al., 2000; Holroyd et al., 2001; Papapetropoulos et al., 2005; Williams & Lees, 2005).

Las alucinaciones se inician habitualmente en la segunda mitad de la evolución de la enfermedad y sus características clínicas que se han asociado con un mayor riesgo de desarrollo de alucinaciones son la presencia de deterioro cognitivo precoz, disautonomía y rigidez axial (Williams & Lees, 2005).

Las alucinaciones en la EP son un fenómeno frecuente, crónico, progresivo y discapacitante. En el estudio de Goetz et al. (2001) observamos que las alucinaciones aumentaron del 33% al 63% a los 4 años de seguimiento.

La fenomenología de las alucinaciones en la EP varía desde la fugacidad a la estructuración según su evolución en años. Durante los primeros 5 años de la enfermedad los pacientes tienden a presentar alucinaciones menores, fugaces (1-2 segundos) y se presentan en la periferia del campo visual y cursan con autocrítica preservada. Posteriormente, las alucinaciones visuales se vuelven cada vez más estructuradas. Un 70% de los pacientes con alucinaciones visuales ve personas (con mayor frecuencia anónimas que conocidas), un 30% animales y un 10% partes del cuerpo aisladas u objetos móviles (Mosimann et al., 2006).

Al principio de la aparición de las alucinaciones, los pacientes no suelen informar de las mismas ni a su familia ni al clínico ya que no le generan preocupación y si no se les pregunta de forma explícita pueden pasar desapercibidas. Conforme avanza las estructuración de las mismas el paciente siente más preocupación, comienza a ir perdiendo la autocrítica de la realidad y puede reaccionar con irritación, agitación y hasta agresividad.

El contenido de las mismas suele estar asociado a sintomatología delirante, de contenido predominantemente paranoide o celotípico, lo cual, agrava aún más el cuadro clínico. En fases avanzadas, un 10 % puede presentar alucinaciones auditivas, táctiles o gustativas. El aumento de la gravedad se ha asociado a un incremento de la mortalidad en esta población (Goetz & Stebbins, 1995).

3. Trastornos del control de impulsos

Los trastornos del control de impulsos (TCI) son un conjunto de trastornos que tienen en común un patrón de conducta de características adictivas. Entre ellos, encontramos la ludopatía, la adicción a la levodopa, la hipersexualidad, la compra compulsiva, la ingesta compulsiva de alimentos y el *punding*[26]. Los TCI tienen en común el mismo patrón conductual motivado por una búsqueda incontrolable de placer o satisfacción. Suelen presentarse en pacientes con capacidad cognitiva preservada.

En los TCI existe una alteración del mecanismo de recompensa. Los pacientes buscan de manera incontrolable una recompensa. El mecanismo se caracteriza por una ansiedad anticipatoria y que sólo se mitiga al realizar la conducta. El paciente dedica cada vez más tiempo a planificar y buscar recursos (materiales y familiares) para poder volver a tener contacto con la misma conducta. El paciente tiende a abandonar sus responsabilidades laborales y familiares, y reduce de manera importante sus horas de sueño.

El paciente tiene autoconciencia de las consecuencias de sus actos y tiende a abandonar la conducta adictiva, aunque fracasa de forma repetida en el intento. Sin embargo, los pacientes no son conscientes de la relación causal de estas conductas con la enfermedad y habitualmente tampoco sus familiares. La imposibilidad para controlar sus impulsos tiene como consecuencia directa una ruptura sociofamiliar muy importante y acaba por complicar aún más la situación en la mayoría de los pacientes.

La prevalencia descrita de los TCI asociados a la EP, considerando únicamente la ludopatía, la compra compulsiva y la hipersexualidad, se sitúa entre el 6-9 % (Weintraub et al., 2006; Pontone, Williams, Bassett & Marsh, 2006; Voon et al., 2006a), y hasta en el 13 % en aquellos pacientes que están siendo tratados con algún agonista dopaminérgico (Voon et al., 2006b).

La presencia de los TCI se ha relacionado con la ingesta de agonistas dopaminérgicos (Weintraub et al., 2006; Pontone et al., 2006; Voon et al., 2006b) y con la presencia de otros trastornos

[26] Significa «mente bloqueada», y describe la presencia de actos motores complejos y estereotipados para cada paciente en relación con el efecto psicotropo compartido por las anfetaminas, la cocaína y la medicación dopaminérgica.

afectivos, como la sintomatología depresiva y la irritabilidad (Pontone et al., 2006).

También se ha observado algunos pacientes empiezan a tomar dosis mayores que las prescritas desde las primeras fases de la EP, cuando aún no han desarrollado fluctuaciones ni discinesias, generalmente debido a quejas somáticas sin relación con los síntomas cardinales de la enfermedad (Romana et al., 2005).

La adicción a la levodopa es más frecuente en varones jóvenes que no presentan deterioro cognitivo, pero sí fluctuaciones motoras y no motoras clínicamente relevantes asociadas con la presencia de discinesias discapacitantes. Se ha observado que los pacientes con adicción a la levodopa presentan una personalidad buscadora de nuevas sensaciones (Molina et al., 2000).

3.1. Ludopatía

La ludopatía es otro de los TCI que se presenta con mayor frecuencia en la EP en comparación con la población general (Driver-Dunckley, Samanta & Stacy, 2003; Dodd et al., 2005).

La ludopatía asociada a la EP tiende a ser grave y tiene un gran impacto en las relaciones sociofamiliares y pobre respuesta a las medicaciones dopaminérgicas o al uso de fármacos antidepresivos o neurolépticos (Voon et al., 2006b).

Estudios prospectivos recientes muestran que la ludopatía y el resto de TCI se relacionan con todos los agonistas dopaminérgicos (efecto de clase), sin una clara relación con las dosis y con una mayor prevalencia en pacientes en tratamiento combinado con levodopa (Avanzi et al., 2006).

Otros estudios sugieren que puede no ser así (rotigotina lo produce menos frecuentemente que el resto de los AD) (Garcia-Ruiz & Meseguer, 2002; Campos et al., 2014).

3.2. Punding

Una de las conductas relacionadas con la toxicomanía es el *punding,* la cual, se ha asociado también a la EP. El término *punding* es utilizado por los adictos a las anfetaminas y la cocaína de los países nórdicos. *Pudding* significa «mente bloqueada», y describe la presencia de actos motores complejos y estereotipados sin claro beneficio para cada paciente en relación con el efecto psicotropo de estas drogas.

En la EP aparece este efecto asociado al consumo de la medicación dopaminérgica. Desde el año 1994 (Kurlan, 2004) se han descrito varias series de pacientes con EP (García-Ruíz, 2002; Evans et al., 2004). con conductas estereotipadas y repetitivas. El patrón de conducta adictivo en la EP es muy similar al descrito en adictos a la cocaína y las anfetaminas, cuyo efecto placentero se basa en un aumento rápido e importante de los niveles de dopamina en el cerebro.

Las conductas de *punding* descritas en la EP se basan en la presencia de conductas estereotipadas. En concreto, se presenta la manipulación repetitiva y fascinadora de aparatos electrónicos, la acumulación, clasificación y ordenación obsesiva de objetos y la aparición de nuevas aficiones o la intensificación adictiva de aficiones previas. Un estudio retrospectivo detectó que hasta el 14% de los pacientes con EP en tratamiento con dosis equivalentes de levodopa superiores a 800 mg/día presentan *punding* (Nirenberg & Waters, 2006), de nuevo en asociación con pacientes de menor edad, con fluctuaciones motoras, función cognitiva preservada y tratamiento combinado de levodopa con agonistas dopaminérgicos.

3.3. La hipersexualidad

La hipersexualidad es un rasgo frecuente en la EP y no siempre resulta fácil detectarlo. Este trastorno es más frecuente en hombres. La hipersexualidad se ha relacionado fundamentalmente con agonistas dopaminérgicos, aunque no de forma exclusiva (Truong, Bhidayasiri & Wolters, 2008; Voon, Potenza & Thomsen, 2007; Merims & Giladi, 2008).

En ocasiones adopta aspectos realmente aberrantes y patológicos y puede interferir seriamente en la vida marital y social (Truong, Bhidayasiri & Wolters, 2008; Voon et al., 2007; Merims & Giladi, 2008).

El tratamiento es complejo y suele consistir en la disminución o retirada de agonistas dopaminérgicos (Truong et al., 2008; Kimber, Thompson & Kiley, 2008).

El problema suele resolverse, pero en detrimento de la capacidad motora que empeora. Si la supresión o reducción de agonistas no es posible, o si la respuesta de esta medida es insuficiente, cabe usar clozapina en dosis reducidas. Tanto la quetiapina como el fármaco antihormonal ciproterona pueden ser de ayuda (Truong et al., 2008).

3.4. Compra compulsiva

La compra compulsiva es una conducta impulsiva que lleva al paciente a comprar artículos excesivamente caros o innecesarios. Es más frecuente en mujeres y, en general, produce un placer efímero, seguido de un sentimiento de culpa o depresión. Las consecuencias de esta conducta son las deudas y la acumulación de objetos inútiles (Jost & Schimrigk, 1997).

3.5. Ingesta compulsiva de alimentos

Los pacientes ingieren cantidades de comida mucho mayores que las que necesitan. Esta conducta impulsiva se caracteriza por una falta de control y de capacidad para parar de comer alimentos. Son frecuentes los atracones *(binge eating),* las visitas nocturnas al frigorífico o la compulsión por los dulces (Soykan, Sarosiek, Shifflett, Wooten & McCallum, 1997).

Los pacientes con EP que no padecen este trastorno tienden a adelgazar por un cúmulo de factores como dificultad para la deglución o para moverse, pérdida del olfato o alteración de la motilidad digestiva.

Capítulo 7.

ANATOMÍA Y PRUEBAS DE EVALUACIÓN DEL SISTEMA NERVIOSO AUTÓNOMO

1. Introducción

El sistema nervioso autónomo (SNA) es una extensa red neuronal que juega un papel importante en el control de la homeostasis y de las funciones viscerales. La mayoría de las funciones reguladas por el SNA son inconscientes. Sin embargo, las emociones y los estímulos somatosensoriales tienen profunda influencia sobre su actividad.

En las dos ultimas décadas, la evaluación clínica del SNA se ha convertido en campo de investigación biomédica que posee amplias aplicaciones clínicas. Las pruebas de función autonómica (PFA) se han validado y estandarizado para su realización rutinaria en la práctica clínica. Las PFA son utilizadas por cardiólogos, gastroenterólogos, urólogos, neurólogos, especialistas en dolor y endocrinólogos.

A continuación, se describen algunos aspectos generales de la anatomía del SNA, las PFA más frecuentemente utilizadas en la práctica clínica y su interpretación. La evaluación del SNA cumple tres propósitos:

- Definir si la función autonómica es normal o anormal

- Definir la severidad de la disfunción, así como el sitio de la lesión

- Definir si la anormalidad es primaria o secundaria e indicar el pronóstico y el tratamiento.

2. Anatomía del Sistema Nervioso Autónomo

El sistema nervioso autónomo o vegetativo (SNA) es la parte del sistema nervioso que se encarga de inervar las estructuras u órganos relacionados con las actividades internas necesarias para el funcionamiento del organismo. Se divide en dos sistemas, el sistema simpático (SNS) y el sistema parasimpático (SNPS), existiendo en ambas partes fibras nerviosas aferentes y eferentes distribuidas a lo largo del sistema nervioso central (SNC) y del sistema nervioso periférico (SNP).

Los impulsos aferentes van desde los receptores viscerales, ya sean quimiorreceptores, barorreceptores u osmorreceptores, hasta el SNC saliendo después por las vías eferentes hacia los órganos efectores viscerales. Estas vías eferentes están formadas por dos tipos de neuronas, que son las preganglionares y las postganglionares. Los cuerpos neuronales de las primeras están en la columna gris lateral de la médula espinal y en los núcleos motores de los nervios craneales III, VII, IX y X. Sus axones hacen sinapsis con una o varias neuronas postganglionares formando de esta forma los ganglios autónomos. Los ganglios simpáticos están a nivel paravertebral y los parasimpáticos cerca de las vísceras.

El conjunto de fibras aferentes, eferentes y los ganglios forman los plexos nerviosos autónomos en el tórax, abdomen y pelvis. Las ramas de estos plexos inervan las vísceras. En el tórax se encuentran el plexo cardíaco, pulmonar y esofágico. En abdomen el plexo celíaco, mesentérico superior, inferior y aórtico y a nivel pélvico se encuentran los plexos hipogástrico superior e inferior.

El sistema nervioso autónomo mantiene el medio interno estable, ambas partes del sistema, simpático (SNS) y parasimpático (SNPS), se complementan para conseguir dicho equilibrio.

Las divisiones simpática y parasimpática del SNA están integradas y reguladas por una red neuronal autonómica central (RNAC), que se ha identificado y cartografiado claramente en los años recientes. El núcleo del tracto solitario, localizado en el bulbo raquídeo es el centro de relevo de la información aferente visceral. Las proyecciones ascendentes del NTS transmiten un amplio abanico de información visceral a núcleos superiores, y establecen circuitos de conexión recíproca con regiones de la formación reticular (particularmente núcleos parabraquial, de Kölliker-Fuse y sustancia gris periacueductal), hipotálamo, amígdala, sistema límbico, córtex cerebral insular y somestésico. Estas estructuras constituyen colectivamente la RNAC, donde se elaboran las respuestas integradas de control visceral. Las vías eferentes del sistema nervioso autónomo salen de estos centros y tienen una primera conexión con las neuronas parasimpáticas del tronco del encéfalo (directamente o tras hacer una primera sinapsis con el núcleo del tracto solitario) y después con las neuronas parasimpáticas de la región sacra y con las neuronas simpáticas de la región toracolumbar. De esta forma se establecen los dos circuitos que van a integrar la función autonómica y respuesta de los distintos órganos, que son:

- Reflejos paucisintomáticos (médula y tronco del encéfalo): elabora respuestas rápidas de adaptación de las vísceras.
- Reflejos complejos (tronco del encéfalo y estructuras cerebrales), que elaboran respuestas que afectan a otros sistemas además del autonómico, como el endocrino y afectivo.

El hipotálamo es el órgano más importante de la RNAC porque controla las funciones vitales integrando el sistema neuroendocrino con el SNA. La amígdala permite la integración de las emociones, los estímulos internos y externos y la generación de respuestas efectoras autonómicas. En el mesencéfalo, el núcleo parabraquial y la zona periacudectal son áreas de integración central. La zona periacudectal también juega un papel crucial en la modulación del dolor. Las zonas del tallo cerebral de la médula oblongata que modulan la mayoría de los reflejos cardiorrespiratorios son la médula ventrolateral y el núcleo del tracto solitario.

2.1. Neurotransmisión del SNA

Los neurotransmisores clásicos del SNA periférico son la acetilcolina y la noradrenalina. Las neuronas preganglionares, tanto simpáticas como parasimpáticas, utilizan acetilcolina como transmisor. Las posganglionares difieren, las parasimpáticas emplean también acetilcolina, mientras que las simpáticas liberan noradrenalina, excepto en las glándulas sudoríparas y algunos vasos sanguíneos musculares donde producen acetilcolina.

Este panorama clásico de la transmisión autonómica es, sin embargo, una simplificación, ya que actualmente se sabe que muchas de estas neuronas usan, además, otros tipos de moléculas como neurotransmisores o como neuromoduladores. Inicialmente éstas se englobaron bajo la denominación de transmisión no adrenérgica-no colinérgica (NANC), que incluye principalmente transmisores purinérgicos y neuropéptidos. Los más comunes son la colecistoquinina, la sustancia P, la somatostatina, encefalinas, neuroquininas, óxido nítrico, péptido intestinal vasoactivo, el neuropéptido y la serotonina y el péptido relacionado con el gen de la calcitonina. A nivel visceral las purinas, las prostaglandinas y otros péptidos como las dinorfinas participan en la modulación autonómica.

3. Evaluación del Sistema Nervioso Autónomo

3.1. Pruebas de función autonómica

Debido a que las fibras postganglionares del SNA no son mielinizadas estas no se pueden evaluar de manera directa con técnicas neurofisiológicas convencionales con estudios de conducción y electromiografía. Por la tanto la única forma de evaluar la función autonómica es de manera indirecta cuantificando las respuestas a estímulos externos (Morillo & Guzman, 2006).

Tabla 7.1. **Pruebas de función autonómica**	
Pruebas de función cardiovascular	Test de la mesa basculante Ortostatismo activo o Intervalo R-R (Índice 30:15) Respiración profunda Respuesta al estímulo presor Maniobra de valsalva Masaje del seno carotídeo Variabilidad de la frecuencia cardíaca Sensibilidad de barorreceptores Pruebas de evaluación farmacológica Microneurografía Inervación autonómica cardíaca Determinación de niveles de neurotransmisores

Tabla 7.1. **Pruebas de función autonómica**	
Pruebas de función sudomotora	Test cuantitativo del reflejo axónico sudomotor (QSART) Test de sudoración termorreguladora Impresión con ioduro-almidón Impresión con silicona Evaporimetría Respuesta simpaticocutánea (SSR)
Pruebas autonómicas oculares	Test de Schirmer Respuestas farmacológicas Tiempo de ciclo pupilar Pupilometría
Sistema digestivo	Tránsito intestinal Manometría gastrointestinal
Función sexual	Tumescencia peneana nocturna Pletismografía peneana Prueba de papaverina intracavernosa
Función renal y del tracto urinario	Excreción de sodio y potasio en 24 horas Estudios urodinámicos Urografía intravenosa Ultrasonido Electromiografía del esfínter de la vejiga
Sistema respiratorio	Laringoscopia Estudios de sueño

La realización de una buena historia clínica y examen físico deben orientar a la sospecha diagnóstica de disautonomia. El examen clínico de los trastornos autonómicos es difícil y limitado. Además, siempre hay que considerar si las manifestaciones son predominantemente debidas a una disfunción simpática, parasimpática o mixta (pandisautonomía); en la tabla 13 se detallan las más frecuentes. Sin embargo, el desarrollo y aplicación de un número creciente de pruebas de función autonómica (PFA), que permiten explorar distintas funciones autonómicas, posibilita una evaluación diagnóstica más sensible y fiable.

Existen diferentes perfiles estandarizados de síntomas autonómicos que aumentan el rendimiento diagnóstico de las pruebas, entre los más utilizados y validados se encuentra el perfil de síntomas autonómicos y la escala compuesta de síntomas autonómicos de la clínica Mayo. El objetivo específico de las PFA clínicas es diagnosticar la falla autonómica y definir la severidad y distribución de ésta, localizando el sitio probable de la lesión. Las indicaciones para la realización de las PFA se describen en la tabla 14.

Tabla 7.2. **Indicaciones para la realización de pruebas de función autonómica**
1. Cuando se sospecha fallo autonómico generalizado: - Neuropatía autonómica - Atrofia multisistémica - Fallo autonómico puro 2. Para diagnosticar neuropatías autonómicas limitadas (Ej.: colinérgica, adrenérgica, regional o distal) 3. Cuando se sospecha neuropatía de fibras pequeñas 4. Para diagnosticar síndromes de intolerancia ortostática (Ej: taquicardia postural ortostática, taquicardia sinusal inapropiada, fallo autonómica puro, etc.) 5. Para diagnosticar síncope neurocardiogénico 6. Para monitorizar el curso clínico de una neuropatía 7. Para evaluar respuesta a terapia 8. Para evaluar el compromiso autonómico en neuropatías periféricas 9. Para detectar compromiso autonómico en el síndrome de dolor regional complejo 10. En estudios clínicos de intervención

Las PFA que se utilizan frecuentemente en la práctica clínica están recogidas en la tabla 15, a continuación, se describen algunas.

Tabla 7.3. **Manifestaciones clínicas más frecuentes de las disfunciones autonómicas**

Manifestaciones cardiovasculares	Taquicardia de reposo Hipotensión ortostática Hipertensión arterial Arritmias
Manifestaciones digestivas	Disfagia, regurgitación Gastroparesia, vómitos Estreñimiento Episodios de diarrea
Manifestaciones sudomotoras	Hipohidrosis, anhidrosis Hiperhidrosis Sudoración gustativa
Manifestaciones oculares	Anisocoria Nictalopia Visión cercana borrosa
Manifestaciones genitourinarias	Disfunción vesical Retención urinaria Incontinencia Impotencia

3.2. Preparación del paciente

Para realizar las PFA se requiere que los pacientes tengan un ayuno mínimo de cuatro horas. De la misma manera se recomienda evitar el consumo de bebidas alcohólicas, xantinas o nicotina 24 horas antes de los procedimientos. También es aconsejable suspender algunos medicamentos que actúen sobre la función autonómica para garantizar la confiabilidad de los resultados y/o evitar enmascaramientos diagnósticos. Los medicamentos que pueden interferir en la respuesta del SNA se resumen en la tabla 16. El paciente no debe presentar ninguna enfermedad aguda durante las 48 horas previas y se debe evitar el ejercicio físico exagerado 24 horas antes de las PFA.

Tabla 7.4. **Medicamentos que pueden afectar las pruebas de función autonómica**
• Anticolinérgicos: Incluidos antidepresivos tricíclicos, antipsicóticos (clorpormazina), antinauseosos antihistamínicos (dimenhidranato), relajantes musculares y medicamentos para resfriado común • Simpaticomiméticos: Alfa y beta agonistas periféricos y centrales • Analgésicos (Barbitúricos, opiodes y AINES) • Inhibidores de receptación de serotonina tipo mixto (velafaxina y trazadona) • Calcioantagonistas • Capsaicina

3.3. Pruebas de función cardiovascular

Las pruebas que evalúan la función autonómica cardiovascular están basadas en la medición de las repuestas a estímulos específicos de los arcos reflejos que se originan en los mecanorreceptores pulmonares de estiramiento y los mecanorreceptores de presión localizados en las aurículas y los grandes vasos (aorta y carótidas). A continuación, se describen las PFA cardiovascular más frecuentemente utilizadas en la práctica clínica.

3.3.1. Test de la mesa basculante (TMB)

Se realiza con dos propósitos, definir el tipo de respuestas cardiovasculares durante el estrés ortostático e identificar la presencia de reflejos neuralmente mediados que llevan a síncope recurrente tales como el síncope neuro-cardiogénico y los síndromes de taquicardia postural ortostática. El TMB usualmente se realiza en el laboratorio de fisiología autonómica utilizando una mesa motorizada y llevando a los pacientes a una inclinación de 60º a 80º (Figura 1). La respuesta normal al estrés ortostático se caracteriza por una disminución de la presión arterial con recuperación después del primer minuto de la prueba y mantenimiento de las variables hemodinámicas a largo plazo.

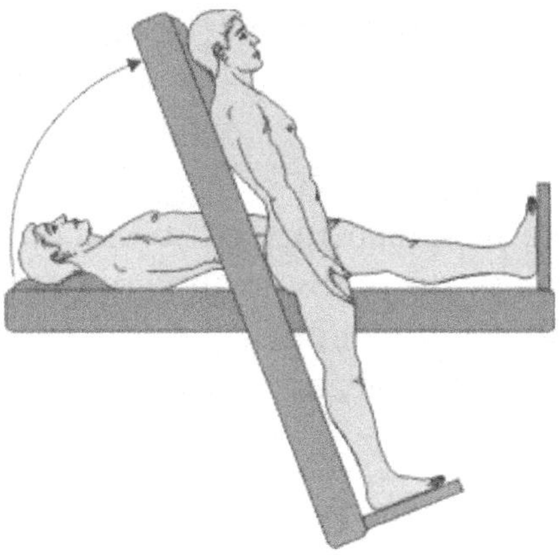

Figura 7.1. Test de la mesa basculante

Se le inserta un catéter intravenoso en un brazo y un brazalete para medir la presión arterial en el otro, se monitoriza el ritmo cardiaco con un aparato electrocardiógrafo para obtener electrocardiogramas en todo momento de la prueba y así conocer la respuesta cardiaca en tiempo real. Al iniciar, el paciente estará recostado boca arriba sobre la mesa en posición horizontal. Después se inclinará la mesa hasta que la cabeza del paciente quede en posición vertical, entre 60 y 80 grados y permanece así durante 20 o 30 minutos con monitoreo del ritmo cardiaco y la presión arterial antes de regresarlo a la posición horizontal. En este periodo inicial no se utiliza ningún tipo de fármaco (Fase I). En esta fase el paciente deberá informar si presenta los mismos síntomas previos a un desmayo habitual, si al finalizar esta etapa no se presentaron síntomas clínicos ni alteraciones de la presión arterial o la frecuencia cardíaca, el paciente se vuelve a la posición supina y se inicia una segunda etapa en la cual se utiliza una provocación farmacológica (Fase II). Usualmente nitroglicerina (dosis ajustada de 400 μg.) vía sublingual o isoproterenol en infusión de 1-3 μg. min vía endovenosa hasta alcanzar un incremento de la frecuencia cardíaca mayor al 20%. Asociados de nuevo al mismo grado de inclinación de la primera fase.

La principal indicación es la confirmación del diagnóstico de síncope reflejo en pacientes en los que se sospecha pero que por la evaluación clínica no ha podido ser confirmado ya sea por ausencia de factor precipitante o de sintomatología típica.

A modo de resumen podemos establecer las siguientes indicaciones:

Definidas:

- Síncope recurrente de causa incierta o síncope aislado de alto riesgo (determinadas profesiones, gran carga emocional, traumatismos craneoencefálicos frecuentes...) en ausencia de cardiopatía orgánica conocida o, de existir, no justifica plenamente los episodios.
- Síncope de causa conocida (p.ej. bloqueo auriculoventricular) pero que la existencia de susceptibilidad a un síncope reflejo asociado puede modificar el plan de actuación terapéutica.

Posibles:

- Diagnóstico diferencial entre síncope, síncope convulsivo y epilepsia.
- Evaluación del mareo o síntomas presincopales recurrentes
- Evaluación del síncope recurrente en el contexto de fallo autonómico o neuropatías.
- Evaluación de caídas recurrentes de mecanismo incierto en el anciano.
- Evaluación de episodios frecuentes de pérdida transitoria de conocimiento y sospecha de patología psiquiátrica.
- Evaluación del síncope relacionado con el ejercicio cuando no puede ser reproducido mediante test de tolerancia al ejercicio.

Contraindicaciones:

- Obstrucción severa a la salida del volumen sistólico (estenosis aórticas).
- Estenosis mitral severa.
- Estenosis carotídeas críticas.
- Cardiopatía isquémica e hipertensión mal controlada contraindican el uso de isoproterenol.

Respuestas anormales del TMB:

- Respuesta vasovagal: es la que se pretende provocar. Puede producir una respuesta cardioinhibitoria (descensos importantes de la frecuencia cardíaca por debajo de 40-50 lpm o pausas de asistolia superiores a los 3 segundos con hipotensiones moderadas), vasodepresora (hipotensiones intensas con provocación del síncope con frecuencias cardíacas bajas) o mixta.

- Respuesta disautonómica: caída gradual de la presión sin grandes cambios de la frecuencia cardíaca. Generalmente se produce en los síndromes por fallo autonómico.

- Respuesta de taquicardia postural ortostática: aumento de la frecuencia cardíaca en más de 30 lpm (o frecuencia en torno a los 120 lpm durante los 10 primeros minutos del estudio) para mantener una tensión arterial baja normal.

- Respuesta cerebral: se produce síncope sin cambios en la tensión arterial atribuido a una vasoconstricción cerebral (determinada mediante doppler transcraneal) o a una hipoxia cerebral (determinada mediante electroencefalograma).

- Respuesta psicógena: síncope sin alteraciones en la tensión arterial, doppler ni electroencefalograma.

3.3.2. Ortostatismo activo o intervalo R-R (índice 30:15)

Al adoptar la bipedestación, el volumen sanguíneo se concentra en los miembros inferiores causando una disminución del gasto cardíaco, que lleva al aumento del tráfico simpático y a la retirada de la eferencia cardiovagal debido a la activación del barorreflejo. Esto se refleja en un aumento inmediato de la frecuencia cardiaca (FC) a los tres segundos del cambio de posición con un incremento posterior a los 12 segundos y una disminución de la FC de manera refleja a los 20 segundos de adaptación ortostática. La prueba se realiza bajo monitoreo continuo de electrocardiograma (ECG) y en condiciones de reposo se le pide al paciente que se asuma la bipedestación de manera rápida. La respuesta de esta prueba cardiovagal se evalúa mediante el cálculo del índice 30:15 que corresponde a la relación entre el intervalo RR más largo (latido 30) y el intervalo RR más corto (latido 15) después de asumir la bipedestación. Una respuesta disminuida en el índice 30:15

(<1) indica una alteración parasimpática en la modulación barorrefleja.

3.3.3. Respiración profunda

La frecuencia respiratoria tiene una influencia profunda en la variación del intervalo RR y es modulada casi en su totalidad por el tono vagal. Para la realización de la prueba se le pide al paciente que respire con una frecuencia controlada de seis ciclos por minuto. El registro continuo de la frecuencia cardíaca (FC) permite calcular la diferencia entre la FC máxima y la FC mínima de cada ciclo respiratorio relacionadas con la inspiración y expiración respectivamente. Se promedian los resultados en los seis ciclos respiratorios y se obtiene el índice de diferencia inspiración-expiración (DIE) en latidos por minuto cuyo valor normal debe estar por encima de 15. Esta prueba evalúa el reflejo parasimpático mediado por activación e inhibición mecánica de la caja torácica sobre el nervio vago. Se pueden encontrar resultados anormales en diferentes disautonomías como la diabética y en pacientes con enfermedad coronaria e infarto agudo de miocardio. Una DIE <15 indica que hay compromiso de la modulación vagal tónica. Para la interpretación de esta prueba es importante tener en cuenta variables como edad, sexo, volúmenes respiratorios y obesidad entre otras. Se recomienda estandarizar la prueba en cada laboratorio de acuerdo, a los protocolos y población local.

3.3.4. Respuesta al estímulo presor

Al estimular las vías aferentes simpáticas se produce un aumento de la presión arterial. El ejercicio isométrico y la estimulación cutánea al frió producen activación de receptores periféricos con el subsiguiente incremento de la presión arterial reflejando la integridad simpática vascular.

La prueba presora de ejercicio isométrico se realiza bajo monitoreo continuo de presión arterial y frecuencia cardíaca. Utilizando un dinamómetro de mano (Handgrip) se le pide al sujeto que comprima el dispositivo con el máximo de fuerza posible durante 2-3 minutos midiéndose los parámetros cardiovasculares durante el estímulo y durante la recuperación posterior inmediata. La diferencia entre la presión arterial diastólica antes de liberación de la fuerza y la presión arterial diastólica basal se utiliza como índice de medición de esta prueba. Una diferencia menor de 10 mmHg se considera anormal y representa una alteración en la rama eferente simpática.

De manera similar la prueba presora de respuesta cutánea al frío permite evaluar la respuesta eferente simpática mediante la activación de receptores periféricos de dolor con integración central. Bajo monitoreo no invasivo de presión arterial se le pide al paciente que introduzca la mano en una cubeta con hielo, usualmente a una temperatura menor de 4°C grados centígrados, durante dos minutos. Se mide la presión arterial en reposo y al final de la estimulación con frio. El cálculo de la diferencia de presión arterial sistólica es la medida más fiable para determinar la respuesta de la prueba. Una respuesta disminuida indica alteración en las ramas eferentes simpáticas. Por el contrario, respuestas exageradas pueden corresponder a alteraciones en el componente aferente del barorreflejo.

3.3.5. Maniobra de Valsalva

La maniobra de Valsalva evalúa la integridad de los arcos reflejos arteriales y cardiopulmonares pudiendo identificar alteraciones simpáticas como parasimpáticos. La presión abdominal e intratorácica media se incrementa de manera voluntaria, el paciente debe exhalar forzadamente en un manómetro de mercurio manteniendo la presión en 40 mmHg por 15 segundos. La respuesta al estímulo se produce en cuatro fases: 1) Aumento de la presión arterial y disminución de la frecuencia cardíaca inmediatamente después de iniciar la exhalación por aumento de la presión intratoracica y estímulo vagal mecánico, 2) caída y recuperación parcial de la presión arterial y aumento de la frecuencia cardíaca por activación del barorreflejo 3) después de la liberación se produce una disminución súbita en la presión arterial como consecuencia a la caída de la presión intratoracica y un aumento de la frecuencia cardíaca reflejo por retirada de la eferencia parasimpática, 4) finalmente se produce recuperación de la presión arterial por activación del barorreflejo simpático y caída de la frecuencia cardíaca a valores normales por aumento en la actividad vagal eferente. La respuesta a la prueba se cuantifica por medio del índice de valsalva que corresponde a la frecuencia cardíaca máxima generada por la maniobra divida por la frecuencia cardíaca mínima después de

30 segundos del pico máximo. Valores menores de 1.2 se consideran anormales y representan una alteración en las vías aferentes y eferentes vagales. De otro lado, el análisis de la recuperación de la presión arterial sistólica durante el incremento de la presión intratoracica permite evaluar el reflejo vasoconstrictor simpático. Cuando la presión arterial disminuye o no aumenta se considera una falla simpática vasoconstrictora periférica. El análisis de la relación entre la presión arterial sistólica latido a latido y la frecuencia cardíaca provee además información importante para evaluar el barorreflejo cardiovagal durante el estímulo.

3.3.6. Masaje del seno carotideo

Esta prueba se realiza en pacientes mayores de 50 años con historia clínica de sincope que permanece inexplicado. Ocasionalmente se asocia a cambios bruscos de posición del cuello o presión directa dada por collares, corbatas o cuellos de camisa. Bajo monitoreo no invasivo de presión arterial y ECG se presiona delicadamente el seno carotideo de cada lado contra la apófisis transversa de las vértebras cervicales superiores y se correlacionan los cambios en las variables hemodinámicas con la sintomatología que manifiesta el paciente. En sujetos susceptibles con hipersensibilidad se produce una respuesta vagal exagerada dando lugar a hipotensión o bradicardia-asistolia que puede llevar a pérdida súbita de la conciencia. En 40% de los casos de sincope inexplicado el masaje de seno carotideo induce síncope en bipedestación y se recomienda de rutina realizar el masaje en esta posición mediante una mesa basculante si el masaje en la posición supina es negativo. Esta prueba está contraindicada en pacientes con alteraciones del pulso carotideo sugestivas de obstrucción o con soplo en alguna de las dos carótidas o con antecedentes de accidente cerebrovascular.

3.3.7. Variabilidad de la frecuencia cardiaca

El SNA controla las respuestas rápidas de la frecuencia cardíaca a estímulos internos y externos, el análisis matemático de estas variaciones permite obtener una imagen del control autonómico cardíaco en grabaciones de ECG Holter de 24 horas y grabaciones cortas de cinco minutos. El incremento en la eferencia vagal se caracteriza por una reducción en la frecuencia cardíaca y un aumento en la variabilidad de ésta. Por el contrario, el aumento de la frecuencia cardíaca mediado por incremento en la actividad simpática produce una disminución de la variabilidad de la frecuencia cardíaca (VFC). Se han diseñado numerosos modelos matemáticos para el análisis de la VFC. En la actualidad se utilizan dos modelos estandarizados por las sociedades americana y europea de cardiología que utilizan en dominio de tiempo y el dominio de frecuencia como base de análisis. Para el análisis el dominio de tiempo se utiliza el RMSSD que es la raíz cuadrada de la media de los cuadrados de las diferencias entre intervalos RR sucesivos. El análisis en dominio de frecuencia se realiza análisis de poder espectral total mediante la transformada de Fourier (RRI-TPS) discriminando las bandas de baja y alta frecuencia en unidades normalizadas que representan tanto la actividad simpática (RRI-LF) como parasimpática (RRI-HF) modulada por el barorreflejo. Además, se puede calcular el balance simpatovagal (RRI- LF/HF).

Las mediciones de la VFC son una herramienta útil para evaluar la función autonómica cardíaca en diferentes patologías. Al mismo tiempo se utiliza como factor pronóstico para evaluar mortalidad y comorbilidad de entidades como el infarto agudo de miocardio, la diabetes mellitus y la insuficiencia cardíaca entre otras.

3.3.8. Sensibilidad de barorreceptores

La disminución de la presión arterial produce la activación de los barorreceptores localizados en el arco aórtico y en el seno carotídeo resultando en el aumento de la actividad simpática y la disminución de la eferencia parasimpática cardiovagal. El método más fiable que se utiliza en la actualidad para evaluar este reflejo es la infusión de fenilefrina y nitroprusiato de sodio, sustancias vasoactivas que aumentan y disminuyen la presión arterial respectivamente. Bajo condiciones de monitoreo no invasivo latido a latido de la presión arterial y la frecuencia cardíaca se administra un bolo endovenoso de fenilefrina 150 μg, seguido por un bolo de nitroprusiato de sodio (100μg) después de 60 segundos. Posteriormente se calcula la ganancia barorrefleja correlacionando el cambio de la presión arterial sistólica y el cambio del intervalo RR subsiguiente. Los valores normales se estandarizan de acuerdo, a la edad y género del paciente. Una disminución en la sensibilidad barorrefleja indica una alteración del arco barorreflejo. Estudios complementarios de función autonómica permiten identificar el nivel de la lesión y el grado de compromiso de ésta. La sensibilidad barorrefleja es una herramienta útil no solo en investigación experimental sino también en la clínica como factor pronóstico de mortalidad en pacientes que ha sufrido un infarto agudo de miocardio.

4. Pruebas de evaluación farmacológica

Mediante la administración de drogas agonistas y antagonistas se puede evaluar la integridad de las vías autonómicas y la sensibilidad de receptores en diferentes órganos diana. Las curvas de dosis respuesta, así como, los bloqueos autonómicos son las pruebas más frecuentes utilizadas.

La prueba cronotrópica de sensibilidad beta-adrenérgica es ampliamente utilizada para evaluar la sensibilidad de los receptores beta cardíacos al estímulo de un agonista especifico. Después de medir la frecuencia cardíaca basal se administran dosis incrementales en bolo de Isoproterenol (0.25, 0.5, 1.0, 2.0 y 4.0 µg respectivamente) de manera sucesiva en intervalos de dos minutos hasta que se evidencie un aumento de la frecuencia de cardíaca de más de 20 latidos por minuto. Es indispensable que la frecuencia cardíaca retorne a su estado basal antes de proseguir con la siguiente infusión. La prueba se considera positiva si se produce un incremento mayor de 20 latidos por minuto con una dosis menor de 0.5 µg.

El bloqueo completo autonómico cardíaco del nodo sinusal permite evaluar la frecuencia cardíaca intrínseca (FCI) del individuo. Mediante la administración de atropina (0.04 mg/Kg) durante dos minutos y seguidamente propranolol (0.2 mg/kg) durante tres minutos se produce un bloqueo de la modulación parasimpática y simpática del nodo sinusal. Se registra la frecuencia cardíaca después de un minuto de bloqueo completo y se compara con la frecuencia cardíaca intrínseca esperada. La respuesta depende de la edad y se considera anormal sí la respuesta observada está por encima o por debajo de dos desviaciones estándar del valor esperado. Una FCI elevada indica un aumento del automatismo del nodo sinusal que no está relacionada con una disautonomia, si por el contrario la respuesta está deprimida, indica la presencia de disfunción del nodo sinusal.

Para la evaluación de la actividad simpática vascular se puede utilizar la prueba de sensibilidad vascular a fenilefrina y el bloqueo simpático periférico con fentolamina. Para la realización de las pruebas se requiere de un bloqueo autonómico cardíaco previo con atropina y propranolol. La infusión endovenosa de fenilefrina permite evaluar la sensibilidad vascular de los receptores alfa periféricos. Para tal fin se administra fenilefrina durante cinco minutos a una tasa de infusión de 0.4 µg/kg/min y se calcula el índice de sensibilidad vascular alfa-1, que representa la diferencia entre la presión arterial sistólica después de 30 segundos de terminada la infusión de fenilefrina menos la presiona arterial sistólica basal dividido todo por la tasa de infusión (0.4). Valores por debajo de 107 mmHg/ µg/kg/min se consideran anormales indicando disminución de la sensibilidad de los receptores alfa. Posteriormente se procede a realizar el bloqueo completo alfa-1 periférico. Para tal fin después de tres minutos se administra fentolamina a una dosis de 0.2 µg/kg durante 30 segundos. Se determina la presión arterial sistólica mínima y se calcula la diferencia entre esta y la presión sistólica basal obteniéndose el índice de actividad intrínseca alfa adrenérgica. Valores menores de 21 mmHg indican una respuesta disminuida de la actividad simpática vascular periférica.

4.1. Microneurografía

La actividad simpática neuronal de axones no mielinizados puede registrarse y grabarse en vivo en humanos utilizando la técnica de microneurografía mediante la inserción percutánea de microelectrodos de tungsteno en un nervio periférico accesible. Las espigas de actividad son integradas, analizadas y grabadas mediante un amplificador y analizador de tráfico simpático. Esta prueba se utiliza pare determinar la integridad del arco barorreflejo simpático y provee información fisiopatológica relacionada con la integridad de este sistema ante diferentes estímulos.

4.2. Inervación autonómica cardíaca

La inervación autonómica cardíaca postganglionar puede ser cuantificada utilizando isótopos radioactivos y tomografía de emisión de positrones computarizada (PET) o tomografía computarizada de emisión de fotones (SPECT). La captación de yodo 123 meta-iodobenzilguanida es un análogo de la norepinefrina y se cuantifica utilizando las técnicas antes mencionadas obteniéndose una imagen de la innervación postganglionar simpática del corazón. Esta prueba se puede utilizar, entre otras cosas, para diferenciar enfermedad de Parkinson (con reducción en la captación) y parkinsonismos atípicos (con captación normal). La captación también esta reducida en la neuropatía autonómica diabética sin embargo algunos estudios con PET han mostrado regiones de hipercaptación o islas adrenérgicas que pueden ser las causantes de arritmias malignas en esta entidad.

4.3. Determinación de niveles de neurotransmisores

La noradrenalina es el principal neurotransmisor en las terminaciones de los nervios simpáticos. La evaluación de las respuestas neurohumorales ante el estrés ortostático es de gran utilidad para determinar el nivel de la lesión y caracterizar el tipo de patología que conlleva a la disfunción autonómica. Estímulos como la prueba de mesa basculante producen activación simpática refleja que llevan a un incremento en los niveles de noradrenalina plasmática. Es así como en pacientes que presentan fallo autonómico simpático puro no se produce elevación de los niveles plasmáticos de noradrenalina al estímulo ortostático, ya que estos pacientes tienen alteraciones en las terminaciones distales. También, se pueden encontrar niveles reducidos de noradrenalina en sujetos con deficiencia de la enzima dopamina beta-hidroxilasa necesaria para la producción del neurotransmisor. Por el contrario, sujetos con diagnóstico de atrofia multisistémica presentan valores dentro de rango normal debido a que las alteraciones son de origen central.

5. Pruebas de función sudomotora

5.1. Test cuantitativo del reflejo axónico sudomotor

El test del reflejo axónico sudomotor (QSART) es un test cuantitativo que evalúa la función sudomotora a nivel postganglionar (fibras simpáticas y glándulas sudoríparas) mediante la estimulación del reflejo axónico sudomotor en un área localizada de la piel.

Se basa en la estimulación con acetilcolina (instilada mediante inyección intradérmica o iontoforesis) de las glándulas sudoríparas a través de sus receptores muscarínicos M3 (respuesta directa). Sin embargo, la acetilcolina también se une a receptores nicotínicos de las fibras simpáticas amielínicas postganglionares tipo C, propagándose el estímulo en sentido antidrómico de la fibra hasta que llega a un punto de ramificación, desde donde el impulso continua ortodrómicamente alcanzando y estimulando otro grupo de glándulas ecrinas (respuesta indirecta o reflejo axónico sudomotor) sobre un área de 5-7cm. La acetilcolinesterasa del tejido subcutáneo termina por transformar la acetilcolina en colina y acetato cesando la respuesta sudomotora

En la **técnica se** utiliza una pequeña cámara o cápsula con varias celdas multicéntricas: una externa que aplica la acetilcolina al 10% mediante iontoforesis y otra interna recoge la secreción de sudor, el cual es evaporado por una corriente de nitrógeno y la humedad analizada por una unidad sensora (evaporímetro o sudorímetro). Generalmente se explora cara medial del antebrazo, cara lateral y proximal de la pierna, cara medial y distal de la pierna y zona proximal del pie. La iontoforesis se consigue aplicando un estímulo de 2 mA durante 5 minutos y la sudoración se determina en situación basal, durante el estímulo minuto a minuto y a los 5-10 minutos tras la iontoforesis. Existe una nueva y prometedora técnica en desarrollo (QDIRT o test cuantitativo directo e indirecto del reflejo axónico sudomotor) en la que, tras la iontoforesis se aplican impresiones de silicona que permite cuantificar el tamaño, número y distribución de las gotas de sudor mediante técnicas digitales. Los resultados se expresan en una curva (eje de abscisas: tiempo, eje de ordenadas: volumen de sudoración generalmente en nanolitros/minuto). Los parámetros a analizar, son el área bajo curva, la máxima producción de sudor (volumen de secreción) y el tiempo de latencia de secreción. Generalmente la latencia es de 1-2 minutos, se alcanza rápidamente un pico de sudoración que posteriormente desciende lentamente durante 5 ó 10 minutos. La respuesta puede estar ausente o disminuida (neuropatías de fibra fina), mantenida (dolor regional complejo, algunas neuropatías dolorosas), presentar una latencia aumentada o un descenso muy lento (neuropatías dolorosas, hiperhidrosis esencial). En las lesiones preganglionares o centrales (lesiones medulares, parkinsonismos) la respuesta debe de ser normal

Las **desventajas** de esta técnica son que no permite realizar una valoración topográfica de los trastornos sudomotores, solo evaluar pequeñas áreas cutáneas por lo que no cuantifica el estado general de la función sudomotora postganglionar. Existe cierto grado de tolerancia altamente variable y existe cierta asimetría entre ambas partes del cuerpo. Requiere de un aparataje complejo.

Las **ventajas:** Es sensible y altamente reproducible en pacientes control y con neuropatía y es altamente reproducible en el mismo individuo.

La aplicación clínica más habitual ha sido en el estudio de las neuropatías dolorosas y diabéticas así como el síndrome de dolor regional complejo.

5.2. Test de sudoración termorreguladora

Prueba cualitativa basada en la exposición de la superficie cutánea a altas temperaturas lo cual provoca una respuesta sudomotora que se registra mediante el test de sudoración termorreguladora (TST). El test no es capaz de establecer el nivel lesional (vía aferente, centros superiores o vía eferente) pero a cambio establece un diagnóstico topográfico de la áreas corporales que padecen un trastorno de la sudoración.

El área preóptica hipotalámica constituye el centro termorregulador de la temperatura corporal. Integra la información proveniente de dos tipos de termorreceptores:

- Externos: localizados en piel y vísceras envían impulsos a través de las fibras sensitivas y posteriormente tracto ascendente medular.

- Internos: presentes en médula, tálamo y núcleos trigeminales.

Una vez que el hipotálamo elabora una respuesta, esta viaja a través de tronco del encéfalo y columna intermedio-lateral (fibra pregangliónica) de donde parte hacia la cadena simpática laterovertebral alcanzando por último la glándula sudorípara ecrina (fibra postgangliónica).

La técnica consiste en introducir al paciente en una cabina donde la temperatura y humedad están controladas. El estímulo térmico es aplicado hasta aumentar al menos en 1ºC la temperatura oral o bien alcanzar los 38ºC. Generalmente se aplica un mínimo de humedad del 25% para facilitar la sudoración. La sudoración es puesta de manifiesto mediante la impregnación previa de un polvo indicador como la quinizarina (cambia de gris a púrpura cuando contacta con el sudor) o la alizarina (de amarillo a púrpura) que es menos alergénica e irritante. Los resultados son fotografiados y procesados digitalmente antes y después del test.

En ocasiones el test puede realizarse sin necesidad de aplicar un estímulo térmico (hiperhidrosis) o bien usando otra fuente de calor, ingiriendo líquidos calientes o practicando ejercicio físico en una habitación caldeada. Requiere una adecuada hidratación del paciente y el haber suspendido la toma de fármacos con efectos anticolinérgicos (antihistamínicos, antidepresivos, antiparkinsonianos).

La respuesta en un sujeto control es variable, estando las zonas con mayor sudoración localizadas en frente, torso, manos y pies (en menor medida antebrazos y piernas).

Las principales **ventajas** son que permite realizar un mapa corporal de los trastornos de la sudoración y que es un test altamente sensible.

Sin embargo, entre las **desventajas** está que es un test cualitativo, que no permite establecer el nivel lesional (pre o postganglionar) que el patrón normal de la sudoración es relativamente variable en función del sexo y edad y que requiere un equipamiento complejo y costoso.

Aplicaciones clínicas: El TST se ha aplicado fundamentalmente en el estudio de las neuropatías de fibra fina como por ejemplo la diabética (hasta un 94% de los pacientes con síntomas o signos de neuropatía tienen un TST anormal: anhidrosis distal el 65%, anhidrosis global el 15%). También se ha utilizado en el fallo autonómico puro (anhidrosis global), atrofia multisistema, mielopatías (anhidrosis por debajo de la lesión), radiculopatías o mononeuropatías (anhidrosis focales) e infartos cerebrales (hemianhidrosis).

6. Pruebas autonómicas oculares

Es recomendable realizar un chequeo oftalmológico general que incluya evaluación de la agudeza visual, oftalmoscopia de luz indirecta, examinación con lámpara de hendidura, tonometría por aplanación y campimetría con el fin de descartar alteraciones intrínsecas del globo ocular y del nervio óptico antes de realizar las pruebas de función autonómica oculares.

Las variaciones en la excreción lacrimal pueden estar relacionadas con alteraciones intrínsecas de la glándula, como en el síndrome de Sjögren, o con alteraciones en la modulación autonómica de ésta. Una disminución en la secreción lacrimal puede causar abrasión corneal y compromiso de la agudeza visual. Para evaluar la producción lacrimal se utiliza la prueba de Schirmer en la cual se cuantifica la cantidad de lágrimas excretadas mediante un papel absorbente especial. Se han documentado alteraciones en la modulación simpática lagrimal no solamente en disautonomías periféricas como la diabética si no también asociadas a trastornos autoinmunes como el lupus eritematoso sistémico y el síndrome de Sjögren mismo.

La presión intraocular puede estar disminuida en patologías autonómicas crónicas que afecten la presión arterial sistémica como el fallo autonómico puro y la atrofia multisistémica. De la misma manera se han documentado reducciones en la presión intraocular en lesiones autonómicas periféricas como el síndrome de Horner.

Finalmente, las pruebas de función pupilar autonómica permiten evaluar las respuestas de la pupila a diferentes estímulos farmacológicos utilizando instrumentos especializados para la medición del diámetro pupilar en ambientes de oscuridad completa. Así, la cocaína en gotas al 4% inhibe la recaptación de norepinefrina en la neurona presináptica permitiendo un mayor contacto con el receptor postsináptico. Lesiones pre y postganglionares pueden atenuar la reacción pupilar a este estímulo. La epinefrina en gotas al 1% permite evaluar indirectamente la innervación autonómica del músculo dilatador de la pupila. Cuando hay una pérdida de la innervación se evidencia una hipersensibilidad del músculo del iris. La foledrina estimula la liberación de noradrenalina de las vesículas presinápticas en la tercera neurona de la eferencia pupilar simpática. Este efecto se pierde cuando no hay un número adecuado de vesículas o una disminución en los receptores postsinapticos evidenciando una reducción en la dilatación pupilar cuando existen lesiones postganglionares. Alteraciones en los nervios parasimpáticos no interfieren en la respuesta pupilar causada por drogas simpático miméticas.

7. Conclusiones autonómicas

El examen clínico de los trastornos autonómicos es difícil y limitado. Sin embargo, el desarrollo y aplicación de un número creciente de pruebas o test, que permiten explorar distintas funciones autonómicas, posibilita una evaluación diagnóstica más sensible y fiable. Las PFA son una herramienta no invasiva que evalúan la actividad del SNA y determinan el nivel de a lesión y el tipo de compromiso del SNA. Estas pruebas deben hacerse de manera sistemática en pacientes que consultan por alteraciones que sugieren compromiso del SNA. En algunas patologías como la diabetes, la enfermedad coronaria y la ICC, la evaluación del SNA puede servir para estratificar el riesgo de progresión de la enfermedad y recurrencia de eventos cardiovasculares serios. La validación en cada laboratorio de las PFA es indispensable para el entendimiento adecuado de las alteraciones del SNA.

Capítulo 8.

ALTERACIONES DEL SISTEMA NERVIOSO AUTÓNOMO EN LA ENFERMEDAD DE PARKINSON

1. Introducción

Las principales alteraciones del sistema nervioso periférico en la EP corresponden a trastornos del sistema autónomo (disautonomía). La disfunción autonómica[27] afecta al 80% de los pacientes con EP. Las manifestaciones más frecuentes son: gastrointestinales (sialorrea, disfagia, estreñimiento e incontinencia), genitourinarias (disfunción eréctil e impotencia, y disfunción urinaria), cardiovasculares (hipotensión ortostática, arritmias cardíacas y edema de extremidades inferiores), cutáneas (seborrea, anhidrosis e hiperhidrosis) y termorreguladoras (intolerancia al trio o al calor) (tabla 17).

En la EP, existen cuerpos de Lewy en el sistema nervioso entérico, en el plexo cardíaco, en el plexo pélvico y en la médula adrenal (Wakabayashi & Takahashi, 1997). Se postula que los cuerpos de Lewy de la glándula suprarrenal son indicativos de patología en el sistema autónomo (Fumimura et al., 2007).

Tanto la médula espinal torácica como el ganglio celíaco presentan depósitos de α-sinucleína, lo cual, confirma también la implicación del sistema autónomo periférico en la EP (Braak, de Vos, Bohl & Del Tredici, 2006).

2. Sialorrea y disfagia

La sialorrea suele aparecer cuando avanza la EP. El 70% de los pacientes con EP sufre algún grado de sialorrea, salivación anormal y babeo (Edwards, Pfeiffer, Quigley, Hofman & Balluff, 1991) y es más frecuente en los pacientes que presentan disfagia (Nóbrega et al., 2008).

[27] Fue descrita en 1817 por James Parkinson.

Tabla 8.1. **Trastornos no motores más frecuentes en la enfermedad de Parkinson**

Sistema nervioso autónomo Gastrointestinal Siaiorrea Disfagia Estreñimiento/incontinencia Genitourinario Disfunción eréctil Síntomas urinarios Cardiovascular Hipotensión ortostática Arritmias cardíacas Edema extremidades inferiores Cutáneas Seborrea Anhidrosls/hiperhidrosis Termorregulación Hipotermia/intolerancia al frío ***Alteraciones sensitivas*** Hiposmia Ageusia Alteraciones visuales Dolor Parestesias ***Alteraciones de! sueño*** Nicturia Insomnio Sueños vividos Pesadillas/terrores Alucinaciones Trastornos del sueño REM	**Alteraciones motoras** Acinesia Piernas inquietas ***Alteraciones neuropsiquiátricas*** Depresión/anheconia Apatía Ansiedad/ataques de pánico Alucinaciones (e Ilusiones) Visuales Fantosmias Cognitivas Déficit de atención Bradifenia y aprendizaje Demencia Espectro impulsivo-compulsivo Síndrome de deficiencia dopaminérgica (comportamiento dependiente de la recompensa) Síndrome de dependencia dopaminérgica (comportamiento adictivo) Síndrome de disregulación dopaminérgica (comportamiento estereotipado) Alteraciones de la impulsividad (comportamiento compulsivo: luego, compras, bulimia e hipersexualidad) Alteraciones de la impulsividad (comportamiento compulsivo: luego, compras, bulimia e hipersexualidad) Otros síntomas Fatiga Pérdida de peso

La producción de saliva está regulada por el sistema nervioso autónomo. El responsable principal de la secreción salival es el sistema parasimpático a través del glosofaríngeo. La disfunción temprana de las neuronas parasimpáticas en el bulbo raquídeo sería responsable de la disminución de su producción.

Aunque la capacidad de excreción de la parótida aumenta en la EP (Nicaretta, de Rosso, Maliska & Costa, 2008), la sialorrea sería secundaria a la disfagia. Es decir, en los pacientes con EP existe alteración de la función lingual, alteración funcional del músculo constrictor de la faringe y relajación incompleta acompañada de una apertura deficiente del esfínter esofágico superior, lo que conlleva a menor vaciamiento laríngeo.

Probablemente las causas se deban a la alteración suprabulbar por pérdida de la proyección dopaminérgica que provoca rigidez muscular, bien en alteración funcional no dopaminérgica a nivel bulbar, que impide la completa relajación del esfínter esofágico superior (Ali et al., 1996).

3. Estreñimiento

El estreñimiento es un síntoma frecuente en la EP que suele preceder los síntomas motores. Sin embargo, la alteración de motilidad gastrointestinal no tiene una clara asociación patológica, aunque se supone que pudiera estar causada por el mismo proceso que provoca cambios motores, probablemente dopaminérgico (Singaram et al., 1995) con depósitos de sinucleína en los plexos autonómicos intestinales.

4. Disfunción eréctil

Existen diferentes tipos de disfunción sexual en la EP (más frecuentes en varones, 65%, que en mujeres, 36%) como signo precoz de la enfermedad (Gao et al., 2007). Los pacientes también pueden desarrollar hipersexualidad secundaria al tratamiento (Klos, Bower, Josephs, Matsumoto & Ahlskog, 2005).

Aunque toda la esfera sexual está alterada en la EP los síntomas más prevalentes son la disfunción eréctil, la disminución de la libido y la pérdida del control de la eyaculación (Brown, Jahanshahi, Quinn & Marsden, 1990).

La disfunción eréctil en la EP puede estar asociada a otros factores como fatiga, falta de movilidad en la cama y factores neuropsiquiátricos (estrés psicosocial, baja autoestima, depresión, ansiedad, apatía o alteraciones cognitivas (Basson, 1996). Además, la disfunción sexual en EP se relaciona tanto con el proceso neurodegenerativo como con el efecto del tratamiento antidepresivo con inhibidores de la recaptación de serotonina (Bronner, Royter, Korczyn & Giladi, 2004) y el envejecimiento (Papatsoris, Triantafyllidis & Gekas, 2003), aunque se ha encontrado también en pacientes parkinsonianos jóvenes (Jacobs, Vieregge & Vieregge, 2000).

Las áreas cerebrales relacionadas implicadas en la disfunción sexual son:

a) la amígdala por el control del impulso sexual

b) la vía dopaminérgica mesocortico-límbica, el núcleo paraventricular y el área preóptica medial del hipotálamo y las neuronas simpáticas del asta inlermediolateral espinal y las libras posganglionares, por su implicación en la función eréctil (Jost, 2003).

c) la denervación dopaminérgica del putamen dorsal (zona anterior de la cápsula interna) por su función en la erección demostrada en monos (Robinson & Mishkin, 1968).

d) áreas talámicas. ya que al ser estimuladas con estimulación cerebral profunda provocan erección (Temel et al., 2004).

La disfunción eréctil en la EP es un problema disautonómico (central y periférico) y no vascular o psicogénico ya que los pacientes responden inmediatamente a inyecciones intracavernosas de prostaglandina (Papatsoris, Deliveliotis, Singer & Papapetropoulos, 2006).

5. Síntomas urinarios

Los síntomas urinarios más importantes son: alteración de la frecuencia miccional, urgencia miccional, incontinencia, nicturia y diferentes grados de obstrucción vesical. Estos episodios los presentan la mitad de los pacientes con EP (Sakakibara, Hattori, Uchiyama & Yamanishi, 2001). Los síntomas indican hiperreflexia del músculo detrusor (en el 81% de pacientes con EP), con imperfecta relajación del esfínter uretral externo (estriado), que conduce a un relleno y vaciamiento imperfecto de la vejiga (Ransmayr et al., 2008).

Estos síntomas se correlacionan con la gravedad motora de la EP, pero no con la edad del paciente, ni los años de evolución de la enfermedad (Sammour et al., 2009). Estos síntomas se manifiestan debido a las lesiones centrales y periféricas: pérdida neuronal en el *locus coeruleus* y el centro pontino de la micción y disfunción de la corteza prefrontal (Morgan, Nadelhaft & De Groat, 1979; Blok & Holstege, 1997).

Además, existe un cierre incompleto del esfínter uretral interno en la EP (Bannister, Crowe, Eames & Burnstock, 1981) y un aumento de la presión en la uretra (probablemente secundaria al tratamiento con levodopa, y sus metabolitos, que actúan sobre los receptores α-adrenérgicos contrayendo el músculo cervical) (Galloway, 1983).

6. Alteraciones cardíacas

Los estudios realizados con inmunocitoquímica para tirosina hidroxilasa (TH) han demostrado que existe denervación simpática cardíaca en la EP. Estudios *post mortem* demuestran agregados de α-sinucleina en las terminaciones de los axones simpáticos en el epicardio, con dismiución de los mismos y más abundantes que en los ganglios paravertebrales simpáticos. Estos agregados proteicos se correlacionan con la disminución de la inervación dopaminérgica e indicarían que la degeneración es un proceso cronológico y dinámico que comienza distalmente en el epicardio antes que en los ganglios simpáticos (prevertebrales o paravertebrales) (Orimo et al., 2008).

Estos síntomas se correlacionan con la gravedad motora de la EP, pero no con la edad del paciente, ni los años de evolución de la enfermedad (Sammour et al., 2009). Se producen debido a las lesiones centrales y periféricas: pérdida neuronal en el *locus coeruleus* y el centro pontino de la micción y disfunción de la corteza prefrontal (Morgan, Nadelhaft & De Groat, 1979; Blok & Holstege, 1997).

Además, existe un cierre incompleto del esfínter uretral interno en la EP (Bannister, Crowe, Eames & Burnstock, 1981) y un aumento de la presión en la uretra (probablemente secundaria al tratamiento con levodopa, y sus metabolitos, que actúan sobre los receptores α-adrenérgicos contrayendo el músculo cervical) (Galloway, 1983).

7. Hipotensión ortostática

La hipotensión ortostática[28] es más frecuente en varones y puede estar presente en el momento del diagnóstico de la EP (Goldstein, 2006). Sería secundaria a problemas de control autonómico que incapacita para aumentar la volemia y hacer frente a la presión gravitatoria (Freeman et al., 2011).

La vasoconstricción simpática de los vasos de las extremidades inferiores, de los muslos, nalgas y región esplácnica (Mathias et al., 2003) que se manifiesta en la EP, disminuye el retorno venoso y produce hipotensión arterial.

Las caídas por síncope son raras en la EP (Bloem, Grimbergen, Cramer, Willemsen & Zwinderman, 2001) y cuando ocurren suelen ser al levantarse. La intolerancia a permanecer de pie es un signo de disfunción autonómica. Este problema se relaciona preferentemente con la alteración simpaticoneural (no parasimpática) del nódulo sinusal (Oka et al., 2006), con la disminución de los niveles de norepinefrina (Goldstein, 2003), con la presencia de bradicinesia y con la edad al comienzo de la enfermedad (Suzuki, 2007).

[28] Descenso de la presión arterial sistólica de más de 20 mmHg, o de 10 mmHg de presión diastólica al ponerse de pie.

8. Seborrea y dermatitis seborreica

El aumento de la producción de sebo en la piel se manifiesta en la EP. La seborrea es un aumento de la excreción de sebo, y la dermatitis seborreica cuando ésta se acompaña de un proceso inflamatorio (infección).

La causa de la seborrea en la EP es desconocida, y se ha sugerido que la pérdida dopaminérgica conduciría a la hiperestimulación indirecta de la hormona α-estimulante de los melanocitos (derivada de la propiomelanocortina), que estimula exageradamente las glándulas sebáceas (Fischer & Baas, 1986; Villares & Carlini, 1989; Wintzen & Gilchrest, 1996) y que mejora con tratamiento con levodopa (Burton, Cartlidge & Shuster, 1973).

Las glándulas sebáceas están distribuidas en toda la superficie del cuerpo, excepto en las palmas y las plantas de los pies. En la EP se afectan especialmente la frente, la región perioral, el esternón y las extremidades.

El mecanismo de acción más aceptado es la inflamación neurogénica por acción de la sustancia P, que actúa sobre las glándulas sebáceas y aumenta la expresión de moléculas de adhesión leucocitaria tipo 1 y de endopeptidasas en las células madre del endotelio capilar (Toyoda & Morohashi, 2003), lo que estimula la lipogénesis y aumenta el tamaño de las glándulas sebáceas y de las vacuolas de sebo. No se ha encontrado relación entre la dermatitis seborreica y la medicación (Fischer, Gemende, Marsch & Fischer, 2001).

9. Anhidrosis e hiperhidrosis

Los problemas de sudoración en la EP son frecuentes tanto por exceso como por defecto y suelen ser asimétricos. Las regiones más afectadas por exceso son cabeza, cuello y tronco. En cambio, en las extremidades existe una disminución de sudoración (Schestatsky, Valls-Solé, Ehlers, Rieder & Gomes, 2006). No se correlacionan con la gravedad de la EP y sí con otros síntomas autonómicos, principalmente sialorrea e hipotensión postprandial (Swinn et al., 2003). La patofisiología no se conoce bien y se han implicado mecanismos centrales y periféricos.

10. Alteraciones termorreguladoras

Se entiende por hipotermia la temperatura corporal por debajo de 35 °C (leve, de 32 a 35 °C; moderada, de 28 a 32 °C; y grave, por debajo de 28 °C). La hipotermia moderada y grave requieren urgencia médica por el riesgo de arritmia cardíaca) (Aslam, Aslam, Vasavada & Khan, 2006). El centro que regula la temperatura corporal (por actividad simpática) se localiza en el área preóptica del hipotálamo y se activa por la estimulación por frío de los termorreceptores cutáneos.

En la EP, la termorregulación está alterada y manifiesta con intolerancia al calor e hipotermia (Goetz, Lutge & Tanner, 1986) con independencia de la temperatura ambiente. Se cree que se debe a alteraciones a nivel hipotalámico del sistema autónomo simpático (Sehara, 2008), y también a hiperactividad parasimpática (Micieli, Tosi, Marcheselli & Cavallini, 2003), que potencia el reflejo de vasoconstricción cutáneo en reposo (Shindo et al., 2008).

Los neurogramas de la función simpática son significativamente más bajos en la EP que en controles, con una correlación negativa con la edad y con la duración de la enfermedad (Shindo, 2009).

11. Alteraciones sensitivas

Las principales alteraciones sensitivas referidas por los pacientes son hiposmia, ageusia, alteraciones visuales, parestesias y dolor (tabla 17).

11.1. Hiposmia

Las alteraciones olfatorias en la EP se describieron en la década de los setenta del pasado siglo, se refieren a la identificación, detección y discriminación de olores (Ansari & Johnson, 1975) y son similares en los diferentes tipos de parkinsonismo (Müller, Reichmann, Livermore & Hummel, 2002).

La hiposmia es un signo frecuente y precoz en el 90% de los pacientes con EP (Berendse & Ponsen, 2006). Estas alteraciones son independientes de la medicación recibida y del tipo de parkinsonismo (rigidoacinético o treniórico) (Doty, Deems & Stellar,

1988), preceden a otros síntomas de la EP y se correlacionan con la presencia de hiperecogenicidad en la sustancia negra (Sommer et al., 2004), con la disminución de transportadores de dopamina en el estriado (Ponsen et al., 2004) y con la asociación de trastornos del sueño REM (Stiasny-Kolster et al., 2005).

Están presentes en pacientes sin tratar (Doty, Stern, Pfeiffer, Gollomp, & Hurtig, 1992), lo que sugiere que puede haber una relación familiar o ambiental, aunque hasta el momento no existen datos relativos al epitelio olfatorio (Markopoulou et al., 1997).

Se postula que la reducida capacidad de delección, identificación y discriminación de olores podría estar relacionada tanto con cambios anatómicos a nivel del bulbo olfatorio como en otras áreas rinencefálicas implicadas en la función olfatoria y relacionadas con el procesamiento de la memoria.

La hiposmia en la EP se correlaciona con la pérdida selectiva de inervación dopaminérgica en la vía mesocorticolímbica, preferentemente en el hipocampo (Bohnen, Gedela, Herath, Constantine & Moore, 2008), más que en el núcleo cortical de la amígdala o en el estriado ventral (Westermann et al., 2008). La amígdala también se ve afectada en la EP y el núcleo cortical presenta atrofia y muerte neuronal con depósitos de α-sinucleína

11.2. Ageusia

Como hemos visto en la descripción anterior, la alteración morfológica de los núcleos y bulbo olfatorios ocurre en los primeros estadios de la EP. En cambio, la disminución del sentido del gusto parece ser consecuencia de la afectación de la corteza orbilofrontal y del opérculo insular frontal y, por tanto, aparece en estadios más avanzados de la EP. Además, es adecuado indicar que los cambios en las glándulas salivales pueden deberse iatrogénicamente a la propia medicación (Shah et al., 2009).

11.3. Alteraciones visuales

Los síntomas visuales son relativamente frecuentes en la EP. Los pacientes refieren dificultad en la lectura, ojos secos, diplopía y alteraciones de la percepción (presencias visuales) o alucinaciones visuales (éstas de origen cortical).

En pacientes con EP existe disfunción de agudeza visual, de sensibilidad del contraste, de la visión en color y de la percepción del movimiento que pueden explicarse por cambios estructurales en la retina, tanto a nivel macroscópico como microscópico (Archibald, Clarke, Mosimann & Burn, 2009), la alteración funcional de los fotorreceptores, la disminución de la fóvea y de las fibras retinianas y la reducción del espesor de la mácula que se correlaciona con la progresión de la EP (Altintaş, Işeri, Özkan & Çağlar, 2008).

Los pacientes parkinsonianos refieren dificultades de adaptación a la oscuridad, en la penumbra y en la transición de la visión escotópica a la visión fotópica (Wink & Harris, 2000). Se ha propuesto que la variación de liberación dopaminérgica diurna, dependiente de melatonina, podría mediar estos cambios de adaptación, ya que la dopamina favorece la actividad de los conos (visión de alto contraste con gran percepción de colores).

Los pacientes con EP muestran toda una serie de problemas visuales que manifiestan al atardecer, al disminuir la visibilidad (Cuenca et al., 2005). Además, la disminución de la transmisión visual desde la retina a la corteza visual podría influir en la aparición de alucinaciones visuales

11.4. Parestesias

Las biopsias de piel indican que existe denervación cutánea caracterizada por reducción de fibras de pequeño tamaño en la EP (Dabby et al., 2006). El proceso degenerativo de desaferentización no se correlaciona con la edad del paciente ni con la duración de la enfermedad, sino con su gravedad, en relación con la disminución de corpúsculos de Meissner y la percepción del dolor y de la sensibilidad al frío (Nolano et al., 2008).

Junto con la reducción del número de fibras, existe una alteración de la transmisión cutánea por afectación de los sistemas simpático y parasimpático. Por tanto, se han implicado como disfunción del sistema autónomo en el origen de las parestesias.

11.5. Dolor

El dolor es un regulador de la actividad motora que modifica el movimiento, tanto en reposo como en situaciones motoras de emergencia. Una gran parte de los pacientes con EP (del 40 al 75%) refiere dolor en algún momento del proceso de la enfermedad, con un aumento de la sensibilidad al dolor (sobre todo a nivel espinal) que mejora con el tratamiento dopaminérgico.

En estadios precoces de la EP, los pacientes refieren dolor de espalda y cuello que puede ser consecuencia de la rigidez. En estadios más avanzados, el dolor puede ser musculoesquelético, agravado por las discinesias o por la distonía del periodo *off* (esencialmente en las piernas).

El 25% de los pacientes manifiesta sensaciones dolorosas (punzantes o de disconfort) en diferentes partes del cuerpo. Estos tipos de dolor en la EP se han clasificado como *dolor central*, con posible alteración de los circuitos en los núcleos intralaminares del tálamo que están afectados en la enfermedad y *afectación de los sistemas sensitivos ascendentes* (táctiles discriminatorio y propioceptivo) que puede estar relacionada con una inadaptada respuesta motora [Zia, Cody & O'Boyle, 2003).

Los cambios neuropatológicos relacionados con el dolor en la EP involucran tanto a la médula espinal y el tálamo como al *locus coeruleus,* a los núcleos del rafe, a núcleos hipotalámicos y, en general, al sistema dopaminérgico mesocorticolímbico. Se postula que existe una implicación de los sistemas ascendentes inespecíficos y del sistema espinotalámico (las neuronas de proyección con axones poco mielinizados y de larga distancia son más vulnerables al proceso degenerativo) (Braak et al., 2003).

En la EP se encuentra una afectación en la lámina I (de Rexed) del asta posterior de la médula y de las neuronas multipolares de tipo medio del asta lateral. Las neuritas de Lewy se localizan a lo largo de la médula espinal, aunque aumenta su densidad de forma rostrocaudal y es mayor a nivel torácico caudal y lumbar que a nivel cervical (Braak, Sastre, Bohl, de Vos & Del Tredici, 2007).

Estos hallazgos no están presentes únicamente en la EP avanzada, sino ya en estadios precoces de la enfermedad, lo que indica que el dolor referido por los pacientes tendría una base anatómica, ya que, aunque sólo desaparece una mínima parte de las neuronas de la lámina I, las neuronas remanentes pueden estar funcionalmente afectadas.

Se ha descrito que tanto el reflejo nociceptivo de flexión como los umbrales de dolor (a estímulos eléctricos y al calor) están disminuidos en pacientes con EP, lo que indicaría que los cambios fisiopatológicos estarían a nivel espinal y no en segmentos rostrales (Mylius et al., 2009).

Desde el punto de vista de la anatomía del dolor, se debe especificar:

- Que los axones que conducen el impulso nociceptivo (fibras tipo Aδ y fibras tipo C) están débilmente mielinizados, forman el fascículo dorsolateral de Lissauer y hacen sinapsis con las neuronas de la lámina 1 de Rexed (que reciben impulsos de control desde el núcleo del rafe, de la formación reticular pontina, del *locus coeruleus* y del núcleo paraventricular del hipotálamo).
- Que estas neuronas son el origen de la vía espinotalámica (contralateral), de ahí su relación con el dolor.
- Que los axones nociceptivos también dan colaterales a las neuronas simpáticas preganglionares del asta lateral, a las neuronas parasimpáticas preganglionares del núcleo motor dorsal del vago, a la sustancia gris periacueductal mesencefálica y a las neuronas noradrenérgicas del *locus coendeus,* e influyen tanto en el sistema nervioso autónomo como en el componente emocional del dolor.
- Que la degeneración de las neuronas noradrenérgicas del *locus coeruleus* puede estar modificando la función de las neuronas de la lámina I de Rexed, ya que disminuiría sus proyecciones tanto directas al asta posterior de la médula espinal como indirectas a través de sus proyecciones a las áreas ventrorrostrales del bulbo raquídeo. Por tanto, se disminuiría la inhibición de las descargas nociceptivas de la proyección espinotalámica ascendente.
- Que no sólo hay fibras TH positivas en la médula espinal, sino también en el ganglio raquídeo y que pueden estar mediando

tanto información simpática como nociceptiva (Brumovsky, Villar & Hökfelt, 2006).

La presencia de dolor en pacientes con EP afecta a la mayor parte de los dominios de la calidad de vida relacionada con la salud (CVRS). La dimensión "dolor" se corrobora tanto si se usan cuestionarios genéricos de CVRS del tipo SF-36 (Ware & Sherbourne, 1992) o EQ-5D como específicos (EuroQuol Group, 1990).

El dolor es una de las dimensiones de la CVRS que parece asociarse al deterioro de ésta conforme la enfermedad progresa (Djaldetti, Lev & Melamed, 2009). Diversos estudios han mostrado que la dimensión "dolor" parece mejorar tras diferentes procedimientos terapéuticos entre los que se incluyen la palidotomía, la talamotomía unilateral y la conversión de levodopa estándar a levodopa de liberación controlada (Suzuki, Urashima, Oka, Hashimoto & Taira, 2007). También los pacientes que recibieron tratamiento sintomático del dolor neurogénico con antidepresivos (duloxetina) relataron una mejoría en la escala visual analógica.

BIBLIOGRAFÍA

Aarsland, D., Brønnick, K., Ehrt, U., De Deyn, P. P., Tekin, S., Emre, M., & Cummings, J. L. (2007). Neuropsychiatric symptoms in patients with Parkinson's disease and dementia: frequency, profile and associated care giver stress. Journal of Neurology, Neurosurgery & Psychiatry, 78(1), 36-42.

Aarsland, D., Larsen, J. P., Lim, N. G., Janvin, C., Karlsen, K., Tandberg, E., & Cummings, J. L. (1999). Range of neuropsychiatric disturbances in patients with Parkinson's disease. Journal of Neurology, Neurosurgery & Psychiatry, 67(4), 492- 496.

Ahlskog, J. E., & Muenter, M. D. (2001). Frequency of levodopa-related dyskinesias and motor fluctuations as estimated from the cumulative literature. Movement disorders, 16(3), 448-458.

Alonso-Frech, F., Zamarbide, I., Alegre, M., Rodriguez-Oroz, M. C., Guridi, J., Manrique, M., ... & Obeso, J. A. (2006). Slow oscillatory activity and levodopa- induced dyskinesias in Parkinson's disease. Brain, 129(7), 1748-1757.

Altintaş, Ö., Işeri, P., Özkan, B., & Çağlar, Y. (2008). Correlation between retinal morphological and functional findings and clinical severity in Parkinson's disease. Documenta Ophthalmologica, 116(2), 137-146.

American Psychiatric Association. (1994). Diagnostic and Statistical Manual of Mental Disorders. 4th text revision ed. Washington, DC: American Psychiatric Association).

Ansari, K. A., & Johnson, A. (1975). Olfactory function in patients with Parkinson's disease. Journal of chronic diseases, 28(9), 493-497

Archibald, N. K., Clarke, M. P., Mosimann, U. P., & Burn, D. J. (2009). The retina in Parkinson's disease. Brain, 132(5), 1128-1145.

Aslam, A. F., Aslam, A. K., Vasavada, B. C., & Khan, I. A. (2006). Hypothermia: evaluation, electrocardiographic manifestations, and management. The American journal of medicine, 119(4), 297-301.

Asnis, G. (1977). Parkinson's disease, depression, and ECT: a review and case study. Am J Psychiatry, 134(2), 191-195.

Baker, M. G., & Graham, L. (2004). The journey: Parkinson's disease. BMJ: British Medical Journal, 329(7466), 611.

Ballard, C. G., Aarsland, D., McKeith, I., O'Brien, J., Gray, A., Cormack, F., ... & Tovee, M. (2002). Fluctuations in attention PD dementia vs DLB with parkinsonism. Neurology, 59(11), 1714-1720.

Bannister, R., Crowe, R., Eames, R., & Burnstock, G. (1981). Adrenergic innervation in autonomic failure. Neurology, 31(12), 1501-1501.

Bar-Gad, I., Morris, G., & Bergman, H. (2003). Information processing, dimensionality reduction and reinforcement learning in the basal ganglia. Progress in neurobiology, 71(6), 439-473.

Barbeau, A. (1980). High-level levodopa therapy in severely akinetic parkinsonian patients: twelve years later. In Parkinson's Disease: Current Progress, Problems and Managements (pp. 229-239). Elsevier Amsterdam.

Basson, R. (1996). Sexuality and Parkinson's disease. Parkinsonism & related disorders, 2(4), 177-185

Berendse, H. W., & Ponsen, M. M. (2006). Detection of preclinical Parkinson's disease along the olfactory trac (t). In Parkinson's Disease and Related Disorders (pp. 321-325). Springer Vienna.

Berendse, H. W., Booij, J., Francot, C. M., Bergmans, P. L., Hijman, R., Stoof, J. C., & Wolters, E. C. (2001). Subclinical dopaminergic dysfunction in asymptomatic Parkinson's disease patients' relatives with a decreased sense of smell. Annals of neurology, 50(1), 34-41.

Blin, J., Bonnet, A. M., & Agid, Y. (1988). Does levodopa aggravate Parkinson's disease?. Neurology, 38(9), 1410-1410.

Block, G., Liss, C., Reines, S., Irr, J., & Nibbelink, D. (1997). Comparison of immediate-release and controlled release carbidopa/levodopa in Parkinson's disease. European neurology, 37(1), 23-27.

Bloem, B. R., Grimbergen, Y. A., Cramer, M., Willemsen, M., & Zwinderman, A. H. (2001). Prospective assessment of falls in Parkinson's disease.Journal of neurology, 248(11), 950-958.

Bloem, B. R., Grimbergen, Y. A., Cramer, M., Willemsen, M., & Zwinderman, A. H. (2001). Prospective assessment of falls in Parkinson's disease. Journal of neurology, 248(11), 950-958.

Blok, B. F., & Holstege, G. (1997). Ultrastructural evidence for a direct pathway from the pontine micturition center to the parasympathetic preganglionic motoneurons of the bladder of the cat. Neuroscience letters, 222(3), 195-198.

Bodis-Wollner, I. (2003). Neuropsychological and perceptual defects in Parkinson's disease. Parkinsonism & related disorders, 9, 83-89.

Bohnen, N. I., Gedela, S., Herath, P., Constantine, G. M., & Moore, R. Y. (2008). Selective hyposmia in Parkinson disease: association with hippocampal dopamine activity. Neuroscience letters, 447(1), 12-16.

Braak, H., de Vos, R. A., Bohl, J., & Del Tredici, K. (2006). Gastric α-synuclein immunoreactive inclusions in Meissner's and Auerbach's plexuses in cases staged for Parkinson's disease-related brain pathology. Neuroscience letters, 396(1), 67-72.

Braak, H., Sastre, M., Bohl, J. R., de Vos, R. A., & Del Tredici, K. (2007). Parkinson's disease: lesions in dorsal horn layer I, involvement of parasympathetic and sympathetic pre-and postganglionic neurons. Acta neuropathologica, 113(4), 421- 429.

Braak, H., Tredici, K. D., Rüb, U., de Vos, R. A., Jansen Steur, E. N., & Braak, E. (2003). Staging of brain pathology related to sporadic Parkinson's disease. Neurobiology of aging, 24(2), 197-211.

Bracco, F., Battaglia, A., Chouza, C., Dupont, E., Gershanik, O., Masso, J. F. M., & Montastruc, J. L. (2004). The long-acting dopamine receptor agonist cabergoline in early Parkinson's disease. CNS drugs, 18(11), 733-746.

Bronner, G., Royter, V., Korczyn, A. D., & Giladi, N. (2004). Sexual dysfunction in Parkinson's disease. Journal of sex & marital therapy, 30(2), 95-105.] y el envejecimiento

Brown, P. (2003). Oscillatory nature of human basal ganglia activity: relationship to the pathophysiology of Parkinson's disease. Movement Disorders, 18(4), 357-363.

Brown, P., Oliviero, A., Mazzone, P., Insola, A., Tonali, P., & Di Lazzaro, V. (2001). Dopamine dependency of oscillations between subthalamic nucleus and pallidum in Parkinson's disease. The Journal of neuroscience, 21(3), 1033-1038.

Brown, R. G., Jahanshahi, M., Quinn, N., & Marsden, C. D. (1990). Sexual function in patients with Parkinson's disease and their partners. Journal of Neurology, Neurosurgery & Psychiatry, 53(6), 480-486.

Brumovsky, P., Villar, M. J., & Hökfelt, T. (2006). Tyrosine hydroxylase is expressed in a subpopulation of small dorsal root ganglion neurons in the adult mouse. Experimental neurology, 200(1), 153-165.

Burton, E. J., McKeith, I. G., Burn, D. J., Williams, E. D., & O'Brien, J. T. (2004). Cerebral atrophy in Parkinson's disease with and without dementia: a comparison with Alzheimer's disease, dementia with Lewy bodies and controls. Brain, 127(4), 791-800.

Burton, J. L., Cartlidge, M., & Shuster, S. (1973). Effect of L-dopa on the seborrhoea of Parkinsonism. British Journal of Dermatology, 88(5), 475-479.

Campos, V., Alonso, A., Luquin, R., García Ruiz-Espiga, P., Burguera, J. A., Castro, A., ... & Martínez, J. C. (2014). Dopaminergic agonists in Parkinson's disease. Neurología (English Edition), 29(4), 230-241.

Castro A. & Sesar A. Rigidez y bradicinesia, ¿EP? Continua (1999). Neurologica, 2(1):18-31.

Castro García, A., César Ignacio, A., & Ares Pensado, B. (2004). Complicaciones psiquiátricas de la enfermedad de Parkinson: clínica y tratamiento. Rev Neurol, 39(07), 46.

Cedarbaum, J. M., Gandy, S. E., & McDowell, F. H. (1991). "Early" initiation of levodopa treatment does not promote the development of motor response fluctuations, dyskinesias, or dementia in Parkinson's disease. Neurology, 41(5), 622-629.

Cepeda, C., Buchwald, N. A., & Levine, M. S. (1993). Neuromodulatory actions of dopamine in the neostriatum are dependent upon the excitatory amino acid receptor subtypes activated. Proceedings of the National Academy of Sciences, 90(20), 9576-9580.

Chaudhuri, K. R., Healy, D. G., & Schapira, A. H. (2006). Non-motor symptoms of Parkinson's disease: diagnosis and management. The Lancet Neurology, 5(3), 235- 245.

Chevalier, G., & Deniau, J. M. (1990). Disinhibition as a basic process in the expression of striatal functions. Trends in neurosciences, 13(7), 277-280.

Colosimo, C., Merello, M., Hughes, A. J., Sieradzan, K., & Lees, A. J. (1996). Motor response to acute dopaminergic challenge with apomorphine and levodopa in Parkinson's disease: implications for the pathogenesis of the on-off phenomenon. Journal of Neurology, Neurosurgery & Psychiatry, 60(6), 634-637.

Cotzias, G. C., Papavasiliou, P. S., Fehling, C., Kaufman, B., & Mena, I. (1970). Similarities between neurologic effects of L-dipa and of apomorphine. The New England journal of medicine, 282(1), 31.

Cuenca, N., Herrero, M. T., Angulo, A., de Juan, E., Martínez-Navarrete, G. C., López, S., ... & Martín-Nieto, J. (2005). Morphological impairments in retinal neurons of the scotopic visual pathway in a monkey model of Parkinson's disease. Journal of Comparative Neurology, 493(2), 261-273.

Cummings, J. L. (1992). Depression and Parkinson's disease: a review. The American journal of psychiatry.

Czernecki, V., Pillon, B., Houeto, J. L., Pochon, J. B., Levy, R., & Dubois, B. (2002). Motivation, reward, and Parkinson's disease: influence of dopatherapy.Neuropsychologia, 40(13), 2257-2267.

Dabby, R., Djaldetti, R., Shahmurov, M., Treves, T. A., Gabai, B., Melamed, E., ... & Avinoach, I. (2006). Skin biopsy for assessment of autonomic denervation in Parkinson's disease. Journal of neural transmission, 113(9), 1169-1176.

De Lau, L. M., & Breteler, M. M. (2006). Epidemiology of Parkinson's disease. The Lancet Neurology, 5(6), 525-535.

Deleu, D., Hanssens, Y., & Northway, M. G. (2004). Subcutaneous Apomorphine. Drugs & aging, 21(11), 687-709.

DeLong, M. R. (1990). Primate models of movement disorders of basal ganglia origin. Trends in neurosciences, 13(7), 281-285.

Dewey Jr, R. B., Hutton, J. T., LeWitt, P. A., & Factor, S. A. (2001). A randomized, double-blind, placebo-controlled trial of subcutaneously injected apomorphine for parkinsonian off-state events. Archives of neurology, 58(9), 1385-1392.

Djaldetti, R., Lev, N., & Melamed, E. (2009). Lesions outside the CNS in Parkinson's disease. Movement Disorders, 24(6), 793-800

Dodd, M. L., Klos, K. J., Bower, J. H., Geda, Y. E., Josephs, K. A., & Ahlskog, J. E. (2005). Pathological gambling caused by drugs used to treat Parkinson disease. Archives of Neurology, 62(9), 1377-1381. Doty, R. L., Deems, D. A., & Stellar, S. (1988). Olfactory dysfunction in parkinsonism A general deficit unrelated to neurologic signs, disease stage, or disease duration. Neurology, 38(8), 1237-1237.

Doty, R. L., Stern, M. B., Pfeiffer, C., Gollomp, S. M., & Hurtig, H. I. (1992). Bilateral olfactory dysfunction in early stage treated and untreated idiopathic Parkinson's disease. Journal of Neurology, Neurosurgery & Psychiatry, 55(2), 138-142.

Downes, J. J., Roberts, A. C., Sahakian, B. J., Evenden, J. L., Morris, R. G., & Robbins, T. W. (1989). Impaired extra-dimensional shift performance in medicated and unmedicated Parkinson's disease: evidence for a specific attentional dysfunction. Neuropsychologia, 27(11), 1329-1343.

Driver-Dunckley, E., Samanta, J., & Stacy, M. (2003). Pathological gambling associated with dopamine agonist therapy in Parkinson's disease. Neurology, 61(3), 422-423.

Dubois, B., & Pillon, B. (1996). Cognitive deficits in Parkinson's disease. Journal of neurology, 244(1), 2-8.

Dujardin, K., Sockeel, P., Devos, D., Delliaux, M., Krystkowiak, P., Destée, A., & Defebvre, L. (2007). Characteristics of apathy in Parkinson's disease. Movement Disorders, 22(6), 778-784.

Dupont, E., Andersen, A., Boas, J., Boisen, E., Borgmann, R., Helgetveit, A. C., ... & Buch, D. (1996). Sustained-release Madopar HBS® compared with standard Madopar® in the long-term treatment of de novo parkinsonian patients. Acta Neurologica Scandinavica, 93(1), 14-20.

Edwards, L. L., Pfeiffer, R. F., Quigley, E. M. M., Hofman, R., & Balluff, M. (1991). Gastrointestinal symptoms in Parkinson's disease. Movement Disorders, 6(2), 151- 156.

Emre, M. (2003). What causes mental dysfunction in Parkinson's disease?. Movement disorders, 18(S6), 63-71.

Emre, M., Aarsland, D., Albanese, A., Byrne, E. J., Deuschl, G., De Deyn, P. P., ... & Lane, R. (2004). Rivastigmine for dementia associated with Parkinson's disease. New England Journal of Medicine, 351(24), 2509-2518.

Emre, M., Aarsland, D., Brown, R., Burn, D. J., Duyckaerts, C., Mizuno, Y., ... & Dubois, B. (2007). Clinical diagnostic criteria for dementia associated with Parkinson's disease. Movement Disorders, 22(12), 1689-1707.

Escamilla-Sevilla, F., Pérez-Navarro, M. J., Muñoz-Pasadas, M., Sáez-Zea, C., Jouma-Katati, M., Piédrola-Maroto, G., ... & Mínguez-Castellanos, A. (2011). Change of the melanocortin system caused by bilateral subthalamic nucleus stimulation in Parkinson's disease. Acta Neurologica Scandinavica, 124(4), 275- 281.

EuroQuol Group (1990). EuroQol-a new facility for the measurement of health- related quality of life. Health policy, 16(3), 199-208.

Evans, A. H., Katzenschlager, R., Paviour, D., O'Sullivan, J. D., Appel, S., Lawrence, A. D., & Lees, A. J. (2004). Punding in Parkinson's disease: its relation to the dopamine dysregulation syndrome. Movement disorders, 19(4), 397-405.

Factor, S. A., McAlarney, T., Sanchez-Ramos, J. R., & Weiner, W. J. (1990). Sleep disorders and sleep effect in Parkinson's disease. Movement disorders, 5(4), 280- 285.

Fahn, S., Jenner, P., Marsden, C. D., & Teychenne, P. (1987). Fahn S, Elton RI, and members of the UPDRS Development Committee. The Unified Parkinson's Disease Rating Scale. Recent developments in Parkinson's disease. Florham Park, NJ: Macmillan Healthcare Information.

Fearnley, J. M., & Lees, A. J. (1991). Ageing and Parkinson's disease: substantia nigra regional selectivity. Brain, 114(5), 2283-2301.

Fénelon, G., Goetz, C. G., & Karenberg, A. (2006). Hallucinations in Parkinson disease in the prelevodopa era. Neurology, 66(1), 93-98.

Fénelon, G., Mahieux, F., Huon, R., & Ziégler, M. (2000). Hallucinations in Parkinson's disease Prevalence, phenomenology and risk factors. Brain, 123(4), 733-745.

Figved, N., Klevan, G., Myhr, K. M., Glad, S., Nyland, H., Larsen, J. P., ... & Aarsland, D. (2005). Neuropsychiatric symptoms in patients with multiple sclerosis. Acta Psychiatrica Scandinavica, 112(6), 463-468.

Filoteo, J. V., Rilling, L. M., Cole, B., Williams, B. J., Davis, J. D., & Roberts, J. W. (1997). Variable memory profiles in Parkinson's disease. Journal of clinical and experimental neuropsychology, 19(6), 878-888.

Fischer, M., Gemende, I., Marsch, W. C., & Fischer, P. A. (2001). Skin function and skin disorders in Parkinson's disease. Journal of neural transmission, 108(2), 205- 213.

Fischer, P. A., & Baas, H. (1986). Therapeutic efficacy of R-(-)-deprenyl as adjuvant therapy in advanced parkinsonism. Journal of neural transmission. Supplementum, 25, 137-147.

Freeman, R., Wieling, W., Axelrod, F. B., Benditt, D. G., Benarroch, E., Biaggioni, I., ... & van Dijk, J. G. (2011). Consensus statement on the definition of orthostatic hypotension, neurally mediated syncope and the postural tachycardia syndrome. Clinical Autonomic Research, 21(2), 69-72.

Fumimura, Y., Ikemura, M., Saito, Y., Sengoku, R., Kanemaru, K., Sawabe, M., ... & Murayama, S. (2007). Analysis of the adrenal gland is useful for evaluating pathology of the peripheral autonomic nervous system in Lewy body disease. Journal of Neuropathology & Experimental Neurology, 66(5), 354-362.

Galloway, N. T. M. (1983). Urethral sphincter abnormalities in Parkinsonism. British journal of urology, 55(6), 691-693.

Gao, X., Chen, H., Schwarzschild, M. A., Glasser, D. B., Logroscino, G., Rimm, E. B., & Ascherio, A. (2007). Erectile function and risk of Parkinson's disease. American journal of epidemiology, 166(12), 1446-1450.

García Ruiz, P. J., & Meseguer Gancedo, E. (2002). Punding (jugueteo) en la enfermedad de Parkinson. Neurología, 17(4), 228-228.

Garcia-Ruiz, P. J., Castrillo, J. C. M., Alonso-Canovas, A., Barcenas, A. H., Vela, L., Alonso, P. S., ... & Fernandez, I. M. (2014). Impulse control disorder in patients with Parkinson's disease under dopamine agonist therapy: a multicentre study. Journal of Neurology, Neurosurgery & Psychiatry, jnnp-2013.

Garcia-Ruiz, P. J., Sesar Ignacio, Á., Ares Pensado, B., Castro García, A., Alonso Frech, F., Alvarez Lopez, M., ... & Zamarbide Capdepon, I. (2008). Efficacy of long- term continuous subcutaneous apomorphine infusion in advanced Parkinson's disease with motor fluctuations: A multicenter study. Movement Disorders, 23(8), 1130-1136.

García, S., Suárez, S. S., Dávalo, E. M., & Castillo, J. L. (2008). Perspectiva histórica y aspectos epidemiológicos de la enfermedad de Parkinson. Medicina Interna de México, 24(1).

Gelpi E., Navarro-Otano J., Tolosa E., Gaig C., Compta Y., Rey M. J., Martí M. J., Hernández I., Valldeoriola F., Reñé R., Ribalta T. (2013). Multiple organ involvement by alpha-synuclein pathology in Lewy body disorders. Movement Disorders. 29(8):1010-8.

Gjerstad, M. D., Aarsland, D., & Larsen, J. P. (2002). Development of daytime somnolence over time in Parkinson's disease. Neurology, 58(10), 1544-1546. Gjerstad, M. D., Alves, G., Wentzel-Larsen, T., Aarsland, D., & Larsen, J. P. (2006). Excessive daytime sleepiness in Parkinson disease Is it the drugs or the disease?. Neurology, 67(5), 853-858.

Goetz, C. G., & Stebbins, G. T. (1995). Mortality and hallucinations in nursing home patients with advanced Parkinson's disease. Neurology, 45(4), 669-671.

Goetz, C. G., Leurgans, S., Pappert, E. J., Raman, R., & Stemer, A. B. (2001). Prospective longitudinal assessment of hallucinations in Parkinson's disease. Neurology, 57(11), 2078-2082.

Goetz, C. G., Tanner, C. M., Levy, M., Wilson, R. S., & Garron, D. C. (1986). Pain in Parkinson's disease. Movement Disorders, 1(1), 45-49.

Goetz, C. G., Tanner, C. M., Shannon, K. M., Carroll, V. S., Klawans, H. L., Carvey, P. M., & Gilley, D. (1988). Controlled-release carbidopa/levodopa (CR4-Sinemet) in Parkinson's disease patients with and without motor fluctuations. Neurology, 38(7), 1143-1143.

Goetz, C. G., Tilley, B. C., Shaftman, S. R., Stebbins, G. T., Fahn, S., Martinez- Martin, P., Poewe, W., Sampaio, C., Stern, M.B, Dodel, R., Dubois, B, Holloway, R., Jankovic, J., Kulisevsky, J., Lang A. E., Lees, A., Leurgans, S., LeWitt P. A., Nyenhuis, D., Olanow, C. W., Rascol, O., Schrag, A., Teresi, J. A., van Hilten, J. J., & LaPelle, N. (2008). Movement Disorder Society-sponsored revision of the Unified Parkinson's Disease Rating Scale (MDS-UPDRS): Scale presentation and clinimetric testing results. Movement Disorders, 23(15), 2129-2170.

Goldstein, D. S. (2003). Dysautonomia in Parkinson's disease: neurocardiological abnormalities. The Lancet Neurology, 2(11), 669-676.

Goldstein, D. S. (2006). Cardiovascular aspects of Parkinson disease. In Parkinson's Disease and Related Disorders (pp. 339-342). Springer Vienna).

Gotham, A. M., Brown, R. G., & Marsden, C. D. (1988). 'Frontal'cognitive function in patients with Parkinson's disease 'on'and 'off'levodopa. Brain, 111(2), 299-321.

Graham, J. M., Grünewald, R. A., & Sagar, H. J. (1997). Hallucinosis in idiopathic Parkinson's disease. Journal of Neurology, Neurosurgery & Psychiatry, 63(4), 434- 440.

Grandas, F. (2007). Diagnóstico de la enfermedad de Parkinson. Neurol Suppl, 3, 2- 10.

Grandas, F., Galiano, M. L., & Tabernero, C. (1999). Risk factors for levodopa- induced dyskinesias in Parkinson's disease. Journal of neurology, 246(12), 1127- 1133.

Grosset, D. G., Macphee, G. J. A., & Nairn, M. (2010). Diagnosis and pharmacological management of Parkinson's disease: summary of SIGN guidelines. Bmj, 340.

Grosset, D., Taurah, L., Burn, D. J., MacMahon, D., Forbes, A., Turner, K., ... & Chaudhuri, K. R. (2007). A multicentre longitudinal observational study of changes in self reported health status in people with Parkinson's disease left untreated at diagnosis. Journal of Neurology, Neurosurgery & Psychiatry, 78(5), 465-469.

Grupo de Estudios de los Trastornos del Movimiento. Sociedad Española de Neurología. (1999). Guía de práctica clínica en la enfermedad de Parkinson. Neurología, 14(5), 5-13.

Hagell, P., & Brundin, L. (2009). Towards an understanding of fatigue in Parkinson disease. Journal of Neurology, Neurosurgery & Psychiatry, 80(5), 489-492.

Hague, S. M., Klaffke, S., & Bandmann, O. (2005). Neurodegenerative disorders: Parkinson's disease and Huntington's disease. Journal of Neurology, Neurosurgery & Psychiatry, 76(8), 1058-1063.

Halliday, G., Hely, M., Reid, W., & Morris, J. (2008). The progression of pathology in longitudinally followed patients with Parkinson's disease. Acta neuropathologica, 115(4), 409-415.

Harper, R. W., & Knothe, B. U. (1973). Coloured Lilliputian hallucinations with amantadine. The Medical journal of Australia, 1(9), 444-445.

Helkala, E. L., Laulumaa, V., Soininen, H., & Riekkinen, P. J. (1988). Recall and recognition memory in patients with Alzheimer's and Parkinson's diseases. Annals of neurology, 24(2), 214-217.

Hely, M. A., Reid, W. G., Adena, M. A., Halliday, G. M., & Morris, J. G. (2008). The Sydney multicenter study of Parkinson's disease: the inevitability of dementia at 20 years. Movement Disorders, 23(6), 837-844.

Henderson, R., Kurlan, R., Kersun, J. M., & Como, P. G. (1992). Preliminary examination of the comorbidity of anxiety and depression in Parkinson's disease. The Journal of neuropsychiatry and clinical neurosciences.

Henry, J. D., Crawford, J. R., & Phillips, L. H. (2004). Verbal fluency performance in dementia of the Alzheimer's type: a meta-analysis. Neuropsychologia, 42(9), 1212- 1222.

Hoehn, M. M., & Yahr, M. D. (1998). Parkinsonism: onset, progression, and mortality. Neurology, 50(2), 318-318.

Höglinger, G. U., Rizk, P., Muriel, M. P., Duyckaerts, C., Oertel, W. H., Caille, I., & Hirsch, E. C. (2004). Dopamine depletion impairs precursor cell proliferation in Parkinson disease. Nature neuroscience, 7(7), 726-735.

Holroyd, S., Currie, L., & Wooten, G. F. (2001). Prospective study of hallucinations and delusions in Parkinson's disease. Journal of Neurology, Neurosurgery & Psychiatry, 70(6), 734-738.

Horn, S. (1974). Some psychological factors in parkinsonism. Journal of Neurology, Neurosurgery & Psychiatry, 37(1), 27-31.

Hornykiewicz, O. (1963). The tropical localization and content of noradrenalin and dopamine (3-hydroxytyramine) in the substantia nigra of normal persons and patients with Parkinson's disease. Wiener klinische Wochenschrift, 75, 309.

Horstink, M., Tolosa, E., Bonuccelli, U., Deuschl, G., Friedman, A., Kanovsky, P., ... & Sampaio, C. (2006). Review of the therapeutic management of Parkinson's disease. Report of a joint task force of the European Federation of Neurological Societies (EFNS) and the Movement Disorder Society-European Section (MDS- ES). Part II: late (complicated) Parkinson's disease. European Journal of Neurology, 13(11), 1186-1202.

Hwang, W. J., & Lin, T. S. (2001). Evaluation of fatigue in Parkinson's disease patients with stimulated single fiber electromyography. Acta neurologica scandinavica, 104(5), 271-274.

Iranzo, A. (2011). Sleep–wake changes in the premotor stage of Parkinson disease. Journal of the neurological sciences, 310(1), 283-285.

Iranzo, A., Tolosa, E., Gelpi, E., Molinuevo, J. L., Valldeoriola, F., Serradell, M., ... & Santamaria, J. (2013). Neurodegenerative disease status and post-mortem pathology in idiopathic rapid-eye-movement sleep behaviour disorder: an observational cohort study. The Lancet Neurology, 12(5), 443-453.

Isella, V., Melzi, P., Grimaldi, M., Iurlaro, S., Piolti, R., Ferrarese, C., ... & Appollonio, I. (2002). Clinical, neuropsychological, and morphometric correlates of apathy in Parkinson's disease. Movement Disorders, 17(2), 366-371.

Jacobs, H., Vieregge, A., & Vieregge, P. (2000). Sexuality in young patients with Parkinson's disease: a population based comparison with healthy controls. Journal of Neurology, Neurosurgery & Psychiatry, 69(4), 550-552.

Janvin, C., Aarsland, D., Larsen, J. P., & Hugdahl, K. (2002). Neuropsychological profile of patients with Parkinson's disease without dementia. Dementia and geriatric cognitive disorders, 15(3), 126-131.

Javoy-Agid, F., & Agid, Y. (1980). Is the mesocortical dopaminergic system involved in Parkinson disease?. Neurology, 30(12), 1326-1326.

Javoy-Agid, F., Ruberg, M., Taquet, H., Studler, J. M., Garbarg, M., Llorens, C., ... & Agid, Y. (1982). Biochemical neuroanatomy of the human substantia nigra (pars compacta) in normal and Parkinsonian subjects. Advances in neurology, 35, 151.

Jellinger, K. A., & Attems, J. (2008). Prevalence and impact of vascular and Alzheimer pathologies in Lewy body disease. Acta neuropathologica, 115(4), 427- 436.

Jiménez-Hoyuela, J. M., Rebollo, A. C., Campos, V., & Rius, F. (2003). Gammagrafía miocárdica de inervación con 123I-MIBG y enfermedad de Parkinson. Resultados preliminares. Revista Española de Medicina Nuclear, 22(4), 229-237.

Jost, W. H. (2003). Autonomic dysfunctions in idiopathic Parkinson's disease. Journal of neurology, 250, 28-30.

Jost, W. H., & Schimrigk, K. (1997). Long-term results with cisapride in Parkinson's disease. Movement disorders, 12(3), 423-425.

Kägi, G., Bhatia, K. P., & Tolosa, E. (2010). The role of DAT-SPECT in movement disorders. Journal of Neurology, Neurosurgery & Psychiatry, 81(1), 5-12.

Kempster, P. A., Frankel, J. P., Stern, G. M., & Lees, A. J. (1990). Comparison of motor response to apomorphine and levodopa in Parkinson's disease. Journal of Neurology, Neurosurgery & Psychiatry, 53(11), 1004-1007.

Kimber, T. E., Thompson, P. D., & Kiley, M. A. (2008). Resolution of dopamine dysregulation syndrome following cessation of dopamine agonist therapy in Parkinson's disease. Journal of Clinical Neuroscience, 15(2), 205-208.

Kirsch-Darrow, L., Fernandez, H. F., Marsiske, M., Okun, M. S., & Bowers, D. (2006). Dissociating apathy and depression in Parkinson disease. Neurology,67(1), 33-38.

Kita, H., Tachibana, Y., Nambu, A., & Chiken, S. (2005). Balance of monosynaptic excitatory and disynaptic inhibitory responses of the globus pallidus induced after stimulation of the subthalamic nucleus in the monkey. The Journal of neuroscience, 25(38), 8611-8619.

Klos, K. J., Bower, J. H., Josephs, K. A., Matsumoto, J. Y., & Ahlskog, J. E. (2005). Pathological hypersexuality predominantly linked to adjuvant dopamine agonist therapy in Parkinson's disease and multiple system atrophy. Parkinsonism & related disorders, 11(6), 381-386.

Koller, W. C., Hutton, J. T., Tolosa, E., & Capilldeo, R. (1999). Immediate-release and controlled-release carbidopa/levodopa in PD A 5-year randomized multicenter study. Neurology, 53(5), 1012-1012.

Kövari, E., Gold, G., Herrmann, F. R., Canuto, A., Hof, P. R., Bouras, C., & Giannakopoulos, P. (2003). Lewy body densities in the entorhinal and anterior cingulate cortex predict cognitive deficits in Parkinson's disease. Acta neuropathologica, 106(1), 83-88.

Kulisevsky, J., Avila, A., Barbanoj, M., Antonijoan, R., Berthier, M. L., & Gironell, A. (1996). Acute effects of levodopa on neuropsychological performance in stable and fluctuating Parkinson's disease patients at different levodopa plasma levels. Brain, 119(6), 2121-2132.

Kulisevsky, J., Garcia-Sanchez, C., Berthier, M. L., Barbanoj, M., Pascual-Sedano, B., Gironell, A., & Estevez-Gonzalez, A. (2000). Chronic effects of dopaminergic replacement on cognitive function in Parkinson's disease: a two-year follow-up study of previously untreated patients. Movement disorders, 15(4), 613-626.

Kulisevsky, J., López-Villegas, D., García-Sánchez, C., Barbanoj, M., Gironell, A., & Pascual-Sedano, B. (1998). A six-month study of pergolide and levodopa in de novo Parkinson's disease patients. Clinical neuropharmacology, 21(6), 358-362.

Kulisevsky, J., Luquin, M. R., Arbelo, J. M., Burguera, J. A., Carrillo, F., Castro, A., ... & Yañez, R. (2013). Enfermedad de Parkinson avanzada. Características clínicas y tratamiento. Parte II. Neurología, 28(9), 558-583.

Kuopio, A. M., Marttila, R. J., Helenius, H., Toivonen, M., & Rinne, U. K. (2000). The quality of life in Parkinson's disease. Movement disorders, 15(2), 216-223.)

Kurlan, R. (2004). Disabling repetitive behaviors in Parkinson's disease. Movement disorders, 19(4), 433-437.

Kuzis, G., Sabe, L., Tiberti, C., Leiguarda, R., & Starkstein, S. E. (1997). Cognitive functions in major depression and Parkinson disease. Archives of neurology, 54(8), 982-986.

Lanciego, J. L., Gonzalo, N., Castle, M., Sanchez-Escobar, C., Aymerich, M. S., & Obeso, J. A. (2004). Thalamic innervation of striatal and subthalamic neurons

Lees, A. J. (1992). When did Ray Kennedy's Parkinson's disease begin?. Movement disorders, 7(2), 110-116.

Lees, A. J., Blackburn, N. A., & Campbell, V. L. (1988). The nighttime problems of Parkinson's disease. Clinical neuropharmacology, 11(6), 512-519.

Lévesque, M., & Parent, A. (2005). The striatofugal fiber system in primates: a reevaluation of its organization based on single-axon tracing studies. Proceedings of the National Academy of Sciences of the United States of America, 102(33), 11888- 11893.

Levy, M. L., Cummings, J. L., Fairbanks, L. A., Masterman, D., Miller, B. L., Craig, A. H., ... & Litvan, I. (1998). Apathy is not depression. The Journal of neuropsychiatry and clinical neurosciences, 10(3), 314-319.

Levy, R., & Dubois, B. (2006). Apathy and the functional anatomy of the prefrontal cortex–basal ganglia circuits. Cerebral Cortex, 16(7), 916-928).

Lewis, S. J., Dove, A., Robbins, T. W., Barker, R. A., & Owen, A. M. (2003). Cognitive impairments in early Parkinson's disease are accompanied by reductions in activity in frontostriatal neural circuitry. The Journal of Neuroscience, 23(15), 6351-6356.

Lieberman, A. (2006a). Depression in Parkinson's disease–a review. Acta Neurologica Scandinavica, 113(1), 1-8.

Lieberman, A. (2006b). Are dementia and depression in Parkinson's disease related?. Journal of the neurological sciences, 248(1), 138-142.

Linazasoro, G., & Gorospe, A. (1994). [Treatment of complicated Parkinson disease with a solution of levodopa-carbidopa and ascorbic acid]. Neurologia (Barcelona, Spain), 10(6), 220-223.

Lowit, A., Dobinson, C., Timmins, C., Howell, P., & Kröger, B. (2010). The effectiveness of traditional methods and altered auditory feedback in improving speech rate and intelligibility in speakers with Parkinson's disease. International journal of speech-language pathology, 12(5), 426-436.

Mandell, A. J., Markham, C., & Fowler, W. (1961). Parkinson's syndrome, depression and imipramine. A Preliminary Report. California medicine, 95(1), 12.

Manni, R., Terzaghi, M., Pacchetti, C., & Nappi, G. (2007). Sleep disorders in Parkinson's disease: facts and new perspectives. Neurological Sciences, 28(1), 1-5.

Marder K, Tang MX, Cote L, Stern Y, Mayeux R. The frequency and associated risk factors for dementia in patients with Parkinson's disease. Arch Neurol 1995; 52: 695-701.

Marin, R. S. (1996, October). Apathy: Concept, Syndrome, Neural Mechanisms, and Treatment. In Seminars in clinical neuropsychiatry (Vol. 1, No. 4, pp. 304-314.

Markham, C. H., & Diamond, S. G. (1986). Long-term follow-up of early dopa treatment in Parkinson's disease. Annals of neurology, 19(4), 365-372.

Markopoulou, K., Larsen, K. W., Wszolek, E. K., Denson, M. A., Lang, A. E., Pfeiffer, R. F., & Wszolek, Z. K. (1997). Olfactory dysfunction in familial parkinsonism. Neurology, 49(5), 1262-1267.

Marras, C., Lang, A., Krahn, M., Tomlinson, G., & Naglie, G. (2004). Quality of life in early Parkinson's disease: impact of dyskinesias and motor fluctuations. Movement disorders, 19(1), 22-28.

Marsden, C. D., Parkes, J. D., & Quinn, N. (1982). Fluctuations of disability in Parkinson's disease: clinical aspects. Movement disorders, 2, 96-122.

Marsh, L., McDonald, W. M., Cummings, J., & Ravina, B. (2006). Provisional diagnostic criteria for depression in Parkinson's disease: report of an NINDS/NIMH Work Group. Movement Disorders, 21(2), 148-158.

Martinez-Martin, P., & Deuschl, G. (2007). Effect of medical and surgical interventions on health-related quality of life in Parkinson's disease. Movement

Matellano, F. V., & Gutiérrez, F. A. (2004). Tratamiento de la enfermedad de Parkinson. Informacion Terapéutica del Sistema Nacional de Salud, 28(3), 57-69).

Mathias, C. J. (2003). Autonomic diseases: clinical features and laboratory evaluation. Journal of Neurology, Neurosurgery & Psychiatry, 74(suppl 3), 31-41.

Mattay, V. S., Tessitore, A., Callicott, J. H., Bertolino, A., Goldberg, T. E., Chase, T. N., ... & Weinberger, D. R. (2002). Dopaminergic modulation of cortical function in patients with Parkinson's disease. Annals of neurology, 51(2), 156-164.

McMahon, T. (2002). Aspectos psiquiátricos. En J. Thomas Asistencia y cuidados del paciente de Parkinson (pp. 70-82). Madrid: Témpora Ed.

Menchón Magriñá J. M, Vidal Rubio S., Cardoner Alvarez N. (1997). Los grandes síndromes. En E. Rojo Rodes y E. Cirera Costa. Edit. Interconsulta Psiquiátrica. Barcelona: Masson S.A. p. 72-82.

Merims, D., & Giladi, N. (2008). Dopamine dysregulation syndrome, addiction and behavioral changes in Parkinson's disease. Parkinsonism & related disorders, 14(4), 273-280.

Micieli, G., Tosi, P., Marcheselli, S., & Cavallini, A. (2003). Autonomic dysfunction in Parkinson's disease. Neurological Sciences, 24(1), 32-34.

Middleton, F. A., & Strick, P. L. (1997). New concepts about the organization of basal ganglia output. Advances in neurology, 74, 57.

Mink, J. W. (1996). The basal ganglia: focused selection and inhibition of competing motor programs. Progress in neurobiology, 50(4), 381-425.

Molina J. A., Berbel A., Porta J. EP: clínica y diagnóstico. (1999). En: Jiménez F. J., Luquin M. R., Molina J. A. (eds.). Tratado de trastornos del movimiento. Madrid. p. 279-301.

Morgan, C., Nadelhaft, I., & De Groat, W. C. (1979). Location of bladder preganglionic neurons within the sacral parasympathetic nucleus of the cat. Neuroscience letters, 14(2), 189-194.

Morillo, C. A., & Guzman, J. C. (2006). Evaluacion del sistema nervioso autonomo. Guía Neurológica. Bogotá: Asociación Colombiana de Neurologia, 7, 221-235.

Mosimann, U. P., Mather, G., Wesnes, K. A., O'brien, J. T., Burn, D. J., & McKeith, I. G. (2004). Visual perception in Parkinson disease dementia and dementia with Lewy bodies. Neurology, 63(11), 2091-2096.

Mosimann, U. P., Rowan, E. N., Partington, C. E., Collerton, D., Littlewood, E., O'Brien, J. T., ... & McKeith, I. G. (2006). Characteristics of visual hallucinations in Parkinson disease dementia and dementia with Lewy bodies. The American journal of geriatric psychiatry, 14(2), 153-160.

Moskovitz, C., Moses, H., & Klawans, H. L. (1978). Levodopa-induced psychosis: a kindling phenomenon. Am J Psychiatry, 135(6), 669-675.

Müller, A., Reichmann, H., Livermore, A., & Hummel, T. (2002). Olfactory function in idiopathic Parkinson's disease (IPD): results from cross-sectional studies in IPD patients and long-term follow-up of de-novo IPD patients. Journal of neural transmission, 109(5-6), 805-811.

Muslimović, D., Post, B., Speelman, J. D., & Schmand, B. (2005). Cognitive profile of patients with newly diagnosed Parkinson disease. Neurology, 65(8), 1239-1245.

Mylius, V., Engau, I., Teepker, M., Stiasny-Kolster, K., Schepelmann, K., Oertel, W. H. & Möller, J. C. (2009). Pain sensitivity and descending inhibition of pain in Parkinson's disease. Journal of Neurology, Neurosurgery & Psychiatry, 80(1), 24-28

Nambu, A., Tokuno, H., & Takada, M. (2002). Functional significance of the cortico- subthalamo–pallidal 'hyperdirect'pathway. *Neuroscience research*, *43*(2), 111-117.

National Collaborating Centre for Chronic Conditions (Great Britain). (2006). Parkinson's disease: national clinical guideline for diagnosis and management in primary and secondary care. Royal College of Physicians.

Nicaretta, D. H., de Rosso, A. L. Z., Maliska, C., & Costa, M. M. B. (2008). Scintigraphic analysis of the parotid glands in patients with sialorrhea and Parkinson's disease. *Parkinsonism & related disorders, 14*(4), 338-341.

Nirenberg, M. J., & Waters, C. (2006). Compulsive eating and weight gain related to dopamine agonist use. *Movement disorders, 21*(4), 524-529.

Nóbrega, A. C., Rodrigues, B., Torres, A. C., Scarpel, R. D., Neves, C. A., & Melo, A. (2008). Is drooling secondary to a swallowing disorder in patients with Parkinson's disease?. *Parkinsonism & related disorders, 14*(3), 243-245.

Nolano, M., Provitera, V., Estraneo, A., Selim, M. M., Caporaso, G., Stancanelli, A., ... & Santoro, L. (2008). Sensory deficit in Parkinson's disease: evidence of a cutaneous denervation. *Brain, 131*(7), 1903-1911.].

Nutt, J. G., Woodward, W. R., Hammerstad, J. P., Carter, J. H., & Anderson, J. L. (1984). The on–off phenomenon in Parkinson's disease: relation to levodopa absorption and transport. *New England Journal of Medicine, 310*(8), 483-488).

Obeso, J. A., Rodriguez-Oroz, M. C., Rodriguez, M., Lanciego, J. L., Artieda, J., Gonzalo, N., & Olanow, C. W. (2000). Pathophysiology of the basal ganglia in Parkinson's disease. *Trends in neurosciences, 23*, 8-19.

Oertel, W. H., Wolters, E., Sampaio, C., Gimenez-Roldan, S., Bergamasco, B., Dujardin, M., ... & Schwarz, J. (2006). Pergolide versus levodopa monotherapy in early Parkinson's disease patients: The PELMOPET study. *Movement Disorders, 21*(3), 343-353.

Oka, H., Mochio, S., Onouchi, K., Morita, M., Yoshioka, M., & Inoue, K. (2006). Cardiovascular dysautonomia in de novo Parkinson's disease. *Journal of the neurological sciences, 241*(1), 59-65.

Olanow, C. W. (2007). The pathogenesis of cell death in Parkinson's disease– 2007. *Movement Disorders, 22*(17), 335-342.

Olanow, C. W., Hauser, R. A., Jankovic, J., Langston, W., Lang, A., Poewe, W., Tolosa, E., Stocchi, F., Melamed, E., Eyal E. & Rascol, O. (2008). A randomized, double-blind, placebo-controlled, delayed start study to assess rasagiline as a disease modifying therapy in Parkinson's disease (the ADAGIO study): Rationale, design, and baseline characteristics. *Movement Disorders, 23*(15), 2194-2201.

Olanow, C. W., Schapira, A. H., & Roth, T. (2000). Waking up to sleep episodes in Parkinson's disease. *Movement disorders, 15*(2), 212-215.

Olanow, C. W., Stern, M. B., & Sethi, K. (2009). The scientific and clinical basis for the treatment of Parkinson disease (2009). *Neurology, 72*(21 Supplement 4), 1-136.

Olanow, C. W., Watts, R. L., & Koller, W. C. (2001). An algorithm (decision tree) for the management of Parkinson's disease (2001): treatment guidelines. *Neurology*, 56(5), 1-88.

Orimo, S., Uchihara, T., Nakamura, A., Mori, F., Kakita, A., Wakabayashi, K., & Takahashi, H. (2008). Axonal α-synuclein aggregates herald centripetal degeneration of cardiac sympathetic nerve in Parkinson's disease. *Brain, 131*(3), 642-650.

Ortega Lozano, S., Del Valle Torres, M. D., Jiménez-Hoyuela García, J. M., Delgado García, A., Molero Campos, E., & Campos Arillo, V. (2007). Validez diagnóstica de la SPECT con FP-CIT en la evaluación de pacientes con síndrome parkinsoniano clínicamente incierto. *Neurología, 22*(2), 86-92.

Ostergaard, L., Werdelin, L., Odin, P., Lindvall, O., Dupont, E., Christensen, P. B., ... & Schmiegelow, M. (1995). Pen injected apomorphine against off phenomena in late Parkinson's disease: a double blind, placebo controlled study. *Journal of Neurology, Neurosurgery & Psychiatry, 58*(6), 681-687.

Owen, A. M., James, M., Leigh, P. N., Summers, B. A., Marsden, C. D., Quinn, N. P., ... & Robbins, T. W. (1992). Fronto-striatal cognitive deficits at different stages of Parkinson's disease. *Brain, 115*(6), 1727-1751.

Page, D. B., Weaver, F., Wilkie, D. J., & Simuni, T. (2010). A computerized survey of pain in Parkinson's disease patients: A pilot feasibility study. *Parkinsonism & related disorders, 16*(2), 139-141.

Pagonabarraga, J., & Kulisevsky, J. (2010). Rasagilina: eficacia y protección en la enfermedad de Parkinson. *Rev Neurol, 51*, 535-41).

Pagonabarraga, J., Llebaria, G., García-Sánchez, C., Pascual-Sedano, B., Gironell, A., & Kulisevsky, J. (2008). A prospective study of delusional misidentification syndromes in Parkinson's disease with dementia. *Movement Disorders, 23*(3), 443-448.

Pan-Montojo, F., Anichtchik, O., Dening, Y., Knels, L., Pursche, S., Jung, R., ... & Funk, R. H. (2010). Progression of Parkinson's disease pathology is reproduced by intragastric administration of rotenone in mice. *PloS one, 5*(1), e8762

Pan-Montojo, F., Schwarz, M., Winkler, C., Arnhold, M., O'Sullivan, G. A., Pal, A., ... & Reichmann, H. (2012). Environmental toxins trigger PD-like progression via increased alpha-synuclein release from enteric neurons in mice. *Scientific reports, 2.*

Papapetropoulos, S., Argyriou, A. A., & Chroni, E. (2006). No correlation between the clinical severity of autonomic symptoms (SCOPA-AUT) and electrophysiological test abnormalities in advanced Parkinson's disease. *Movement disorders, 21*(3), 430-431.

Papapetropoulos, S., Argyriou, A. A., & Ellul, J. (2005). Factors associated with drug–induced visual hallucinations in Parkinson's disease. *Journal of neurology, 252*, 1223-1228.

Papatsoris, A. G., Deliveliotis, C., Singer, C., & Papapetropoulos, S. (2006). Erectile dysfunction in Parkinson's disease. *Urology, 67*(3), 447-451.

Papatsoris, A. G., Triantafyllidis, A., & Gekas, A. (2003). Prevalence of erectile dysfunction in the European Union. *Asian journal of andrology, 5*(3), 255- 255.

Parent, A. (1990). Extrinsic connections of the basal ganglia. *Trends in neurosciences, 13*(7), 254-258.

Parkinson Study Group. (2000). Pramipexole vs levodopa as initial treatment for Parkinson disease: a randomized controlled trial. *Jama, 284*(15), 1931-1938.

Pillon, B., Dubois, B., Bonnet, A. M., Esteguy, M., Guimaraes, J., Vigouret, J. M., ... & Agid, Y. (1989). Cognitive slowing in Parkinson's disease fails to respond to levodopa treatment The 15-objects test. *Neurology, 39*(6), 762-762.

Pluck, G. C., & Brown, R. G. (2002). Apathy in Parkinson's disease. *Journal of Neurology, Neurosurgery & Psychiatry, 73*(6), 636-642.

Poewe & Wenning, G. K. (2000). Apomorphine: an underutilized therapy for Parkinson's disease. *Movement disorders, 15*(5), 789-794.

Poewe, W., Berger, W., Benke, T. H., & Schelosky, L. (1991). High-speed memory scanning in Parkmson's disease: Adverse effects of levodopa. Annals of Neurology: Official Journal of the American Neurological Association and the Child Neurology Society, 29(6), 670-673.

Ponsen, M. M., Stoffers, D., Booij, J., van Eck-Smit, B. L., Wolters, E. C., & Berendse, H. W. (2004). Idiopathic hyposmia as a preclinical sign of Parkinson's disease. *Annals of neurology*, *56*(2), 173-181.

Pontone, G., Williams, J. R., Bassett, S. S., & Marsh, L. (2006). Clinical features associated with impulse control disorders in Parkinson disease. *Neurology*, *67*(7), 1258-1261.

Postuma, R. B., Gagnon, J. F., & Montplaisir, J. (2010). Clinical prediction of Parkinson's disease: planning for the age of neuroprotection.*Journal of Neurology, Neurosurgery & Psychiatry*, jnnp-2009.

Rajput, A. H., Stern, W., & Laverty, W. H. (1984). Chronic low-dose levodopa therapy in Parkinson's disease An argument for delaying levodopa therapy. *Neurology*, *34*(8), 991-991.

Ramig, L. O., Sapir, S., Countryman, S., Pawlas, A. A., O'brien, C., Hoehn, M., & Thompson, L. L. (2001). Intensive voice treatment (LSVT®) for patients with Parkinson's disease: a 2 year follow up. *Journal of Neurology, Neurosurgery & Psychiatry*, *71*(4), 493-498.

Ransmayr, G. N., Holliger, S., Schletterer, K., Heidler, H., Deibl, M., Poewe, W., ... & Kiss, G. (2008). Lower urinary tract symptoms in dementia with Lewy bodies, Parkinson disease, and Alzheimer disease. *Neurology*, *70*(4), 299-303.

Rascol, O., Brooks, D. J., Korczyn, A. D., De Deyn, P. P., Clarke, C. E., & Lang, A. E. (2000). A five-year study of the incidence of dyskinesia in patients with early Parkinson's disease who were treated with ropinirole or levodopa. *New England Journal of Medicine*, *342*(20), 1484-1491.

Raudino, F., Garavaglia, P., Pianezzola, C., Riboldazzi, G., Leva, S., Guidotti, M., & Bono, G. (2009). Long-term experience with continuous duodenal levodopa– carbidopa infusion (Duodopa): report of six patients. *Neurological sciences*, *30*(1), 85-86.

Richard, I. H., Szegethy, E., Lichter, D., Schiffer, R. B., & Kurlan, R. (1999). Parkinson's disease: a preliminary study of yohimbine challenge in patients with anxiety. *Clinical neuropharmacology*, *22*(3), 172-175.

Robinson, B. W., & Mishkin, M. (1968). Penile erection evoked from forebrain structures in Macaca mulatta. *Archives of neurology, 19*(2), 184-198.

Romana Pezzella, F., Colosimo, C., Vanacore, N., Di Rezze, S., Chianese, M., Fabbrini, G., & Meco, G. (2005). Prevalence and clinical features of hedonistic homeostatic dysregulation in Parkinson's disease. *Movement disorders, 20*(1), 77- 81.

Rossi, P., Colosimo, C., Moro, E., Tonali, P., & Albanese, A. (2000). Acute challenge with apomorphine and levodopa in Parkinsonism. *European neurology, 43*(2), 95-101.

Rossor, M. N., Watkins, J., Brown, M. J., Reid, J. L., & Dollery, C. T. (1980). Plasma levodopa, dopamine and therapeutic response following levodopa therapy of parkinsonian patients. *Journal of the neurological sciences, 46*(3), 385-392.

Saint-Cyr, J. A., Taylor, A. E., & Lang, A. E. (1993). Neuropsychological and psychiatric side effects in the treatment of Parkinson's disease. *Neurology.*

Sakakibara, R., Hattori, T., Uchiyama, T., & Yamanishi, T. (2001). Videourodynamic and sphincter motor unit potential analyses in Parkinson's disease and multiple system atrophy. *Journal of Neurology, Neurosurgery & Psychiatry, 71*(5), 600-606.

Sakakibara, R., Uchiyama, T., Yamanishi, T., Shirai, K., & Hattori, T. (2008). Bladder and bowel dysfunction in Parkinson's disease. *Journal of neural transmission, 115*(3), 443-460.

Santamaria, J., Tolosa, E., & Valles, A. (1986). Parkinson's disease with depression A possible subgroup of idiopathic parkinsonism. *Neurology, 36*(8), 1130-1130.

Sapir, S., Spielman, J. L., Ramig, L. O., Story, B. H., & Fox, C. (2007). Effects of intensive voice treatment (the Lee Silverman Voice Treatment [LSVT]) on vowel articulation in dysarthric individuals with idiopathic Parkinson disease: acoustic and perceptual findings. *Journal of Speech, Language, and Hearing Research, 50*(4), 899-912.

Scatton, B., Javoy-Agid, F., Rouquier, L., Dubois, B., & Agid, Y. (1983). Reduction of cortical dopamine, noradrenaline, serotonin and their metabolites in Parkinson's disease. *Brain research, 275*(2), 321-328.

Schapira, A. H. V. (2003). Neuroprotection in PD—a role for dopamine agonists?. *Neurology, 61*(6 suppl 3), 34-42.

Schenck, C. H., Bundlie, S. R., & Mahowald, M. W. (1996). Delayed emergence of a parkinsonian disorder in 38% of 29 older men initially diagnosed with idiopathic rapid eye movement sleep behavior disorder. *Neurology, 46*(2), 388-393.

Schestatsky, P., Valls-Solé, J., Ehlers, J. A., Rieder, C. R., & Gomes, I. (2006). Hyperhidrosis in Parkinson's disease. *Movement disorders, 21*(10), 1744-1748.

Schrag, A., Jahanshahi, M., & Quinn, N. (2000). How does Parkinson's disease affect quality of life? A comparison with quality of life in the general population. *Movement Disorders, 15*(6), 1112-1118.

Schwab, R. S., England, A. C., Poskanzer, D. C., & Young, R. R. (1969). Amantadine in the treatment of Parkinson's disease. *Jama, 208*(7), 1168-1170.

Schwab, R., Amador, L., & Lettvin, J. (1951). Apomorphine in Parkinson's disease. *Transactions of the American Neurological Association, 56*, 251-253.

Sehara, Y. (2008). Hypothermia with Osborn waves in Parkinson's disease. *Internal medicine (Tokyo, Japan), 48*(8), 615-618

Shah, M., Deeb, J., Fernando, M., Noyce, A., Visentin, E., Findley, L. J., & Hawkes, C. H. (2009). Abnormality of taste and smell in Parkinson's disease. *Parkinsonism & related disorders, 15*(3), 232-237.

Shindo, K., Iida, H., Watanabe, H., Ohta, E., Nagasaka, T., & Shiozawa, Z. (2008). Sympathetic sudomotor and vasoconstrictive neural function in patients with Parkinson's disease. *Parkinsonism & related disorders, 14*(7), 548-552.

Singaram, C., Gaumnitz, E. A., Torbey, C., Ashraf, W., Quigley, E. M. M., Sengupta, A., & Pfeiffer, R. (1995). Dopaminergic defect of enteric nervous system in Parkinson's disease patients with chronic constipation. *The Lancet, 346*(8979), 861-864.

Slaughter, J. R., Slaughter, K. A., Nichols, D., Holmes, S. E., & Martens, M. P. (2001). Prevalence, clinical manifestations, etiology, and treatment of depression in Parkinson's disease. *The Journal of neuropsychiatry and clinical neurosciences, 13*(2), 187-196.

Sommer, U., Hummel, T., Cormann, K., Mueller, A., Frasnelli, J., Kropp, J., & Reichmann, H. (2004). Detection of presymptomatic Parkinson's disease: combining smell tests, transcranial sonography, and SPECT. *Movement disorders, 19*(10), 1196-1202.

Soykan, I., Sarosiek, I., Shifflett, J., Wooten, G. F., & McCallum, R. W. (1997). Effect of chronic oral domperidone therapy on gastrointestinal symptoms and gastric emptying in patients with Parkinson's disease. *Movement disorders, 12*(6), 952-957.

Starkstein, S. E., & Leentjens, A. F. (2008). The nosological position of apathy in clinical practice. *Journal of Neurology, Neurosurgery & Psychiatry, 79*(10), 1088- 1092.

Starkstein, S. E., Mayberg, H. S., Preziosi, T., Andrezejewski, P., Leiguarda, R., & Robinson, R. G. (1992). Reliability, validity, and clinical correlates of apathy in Parkinson's disease. *The Journal of Neuropsychiatry and Clinical Neurosciences,* 4(2), 134-139.

Starkstein, S. E., Mayberg, H. S., Preziosi, T., Andrezejewski, P., Leiguarda, R., & Robinson, R. G. (1992). Reliability, validity, and clinical correlates of apathy in Parkinson's disease. *J Neuropsychiatry Clin Neurosci, 4*(2), 134-139.

Starkstein, S. E., Petracca, G., Chemerinski, E., & Kremer, J. (2001). Syndromic validity of apathy in Alzheimer's disease. American Journal of Psychiatry, 158(6), 872-877.

Starkstein, S. E., Petracca, G., Chemerinski, E., Tesón, A., Sabe, L., Merello, M., & Leiguarda, R. (1998). Depression in classic versus akinetic-rigid Parkinson's disease. Movement Disorders, 13(1), 29-33.

Starkstein, S. E., Preziosi, T. J., Bolduc, P. L., & Robinson, R. G. (1990). Depression in Parkinson's disease. The Journal of nervous and mental disease, 178(1), 27-31.)

Stein, M. B., Heuser, I. J., Juncos, J. L., & Uhde, T. W. (1990). Anxiety disorders in patients with Parkinson's disease. The American journal of psychiatry, 147(2), 217.

Stiasny-Kolster, K., Doerr, Y., Möller, J. C., Höffken, H., Behr, T. M., Oertel, W. H., & Mayer, G. (2005). Combination of 'idiopathic'REM sleep behaviour disorder and olfactory dysfunction as possible indicator for α-synucleinopathy demonstrated by dopamine transporter FP-CIT-SPECT. Brain, 128(1), 126-137.

Suchowersky, O., Gronseth, G., Perlmutter, J., Reich, S., Zesiewicz, T., & Weiner, W. J. (2006). Practice Parameter: Neuroprotective strategies and alternative therapies for Parkinson disease (an evidence-based review) Report of the Quality Standards Subcommittee of the American Academy of Neurology. Neurology, 66(7), 976-982.

Suzuki, M., Urashima, M., Oka, H., Hashimoto, M., & Taira, K. (2007). Cardiac sympathetic denervation in bradykinesia-dominant Parkinson's disease. Neuroreport, 18(17), 1867-1870.

Tandberg, E., Larsen, J. P., & Karlsen, K. (1998). A community-based study of sleep disorders in patients with Parkinson's disease. Movement Disorders, 13(6), 895-899.

Tandberg, E., Larsen, J. P., Aarsland, D., & Cummings, J. L. (1996). The occurrence of depression in Parkinson's disease: a community-based. Archives of Neurology, 53(2), 175.

Temel, Y., Van Lankveld, J. J. D. M., Boon, P., Spincemaille, G. H., Van Der Linden, C., & Visser-Vandewalle, V. (2004). Deep brain stimulation of the thalamus can influence penile erection. International journal of impotence research, 16(1), 91-94.

Tison, F., Barberger-Gateau, P., Dubroca, B., Henry, P., & Dartigues, J. F. (1997). Dependency in parkinson's disease: A population-based survey in nondemented elderly subjects. Movement disorders, 12(6), 910-915.

Tolosa, E., Wenning, G., & Poewe, W. (2006). The diagnosis of Parkinson's disease. The Lancet Neurology, 5(1), 75-86.

Toyoda, M., & Morohashi, M. (2003). New aspects in acne inflammation. Dermatology, 206(1), 17-23.

Truini, A., Frontoni, M., & Cruccu, G. (2013). Parkinson's disease related pain: a review of recent findings. Journal of neurology, 260(1), 330-334.

Truong, D. D., Bhidayasiri, R., & Wolters, E. (2008). Management of non-motor symptoms in advanced Parkinson disease. Journal of the neurological sciences, 266(1), 216-228.

Uchida, K., Hirayama, M., Yamashita, F., Hori, N., Nakamura, T., & Sobue, G. (2011). Tremor is attenuated during walking in essential tremor with resting tremor but not parkinsonian tremor. Journal of Clinical Neuroscience, 18(9), 1224-1228.

Ueki, A., & Otsuka, M. (2004). Life style risks of Parkinson's disease: association between decreased water intake and constipation. Journal of neurology, 251(7), vii18-vii23.

Van Hilten, J. J., Hoogland, G., Van der Velde, E. A., Middelkoop, H. A., Kerkhof, G. A., & Roos, R. A. (1993). Diurnal effects of motor activity and fatigue in Parkinson's disease. Journal of Neurology, Neurosurgery & Psychiatry, 56(8), 874- 877.

Van Laar, T., Jansen, E. N. H., Essink, A. W. G., Neef, C., Oosterloo, S., & Roos, R. A. C. (1993). A double-blind study of the efficacy of apomorphine and its assessment in 'off'-periods in Parkinson's disease. Clinical neurology and neurosurgery, 95(3), 231-235.

Vázquez, A., Jimenez-Jimenez, F. J., Garcia-Ruiz, P., & García-Urra, D. (1993). "Panic attacks" in Parkinson's disease. Acta neurológica scandinavica, 87(1), 14- 18.

Villares, J. C. B., & Carlini, E. A. (1989). Sebum secretion in idiopathic Parkinson's disease: effect of anticholinergic and dopaminergic drugs. Acta neurologica scandinavica, 80(1), 57-63.

Voon, V., Hassan, K., Zurowski, M., De Souza, M., Thomsen, T., Fox, S., ... & Miyasaki, J. (2006a). Prevalence of repetitive and reward-seeking behaviors in Parkinson disease. Neurology, 67(7), 1254-1257.

Voon, V., Hassan, K., Zurowski, M., Duff-Canning, S., De Souza, M., Fox, S., ... & Miyasaki, J. (2006). Prospective prevalence of pathologic gambling and medication association in Parkinson disease. Neurology, 66(11), 1750-1752.

Voon, V., Potenza, M. N., & Thomsen, T. (2007). Medication-related impulse control and repetitive behaviors in Parkinson's disease. Current opinion in neurology, 20(4), 484-492.

Wakabayashi, K., & Takahashi, H. (1997). Neuropathology of autonomic nervous system in Parkinson's disease. European neurology, 38(Suppl. 2), 2-7.

Ware Jr, J. E., & Sherbourne, C. D. (1992). The MOS 36-item short-form health survey (SF-36): I. Conceptual framework and item selection. Medical care, 473- 483.

Weintraub, D., Moberg, P. J., Duda, J. E., Katz, I. R., & Stern, M. B. (2004). Effect of psychiatric and other nonmotor symptoms on disability in Parkinson's disease. Journal of the American Geriatrics Society, 52(5), 784-788.

Weintraub, D., Siderowf, A. D., Potenza, M. N., Goveas, J., Morales, K. H., Duda, J. E., ... & Stern, M. B. (2006). Association of dopamine agonist use with impulse control disorders in Parkinson disease. Archives of neurology, 63(7), 969-973.

Westermann, B., Wattendorf, E., Schwerdtfeger, U., Husner, A., Fuhr, P., Gratzl, O., ... & Welge-Lüssen, A. (2008). Functional imaging of the cerebral olfactory system in patients with Parkinson's disease. Journal of Neurology, Neurosurgery & Psychiatry, 79(1), 19-24.

Whone, A. L., Watts, R. L., Stoessl, A. J., Davis, M., Reske, S., Nahmias, C., ... & Brooks, D. J. (2003). Slower progression of Parkinson's disease with ropinirole versus levodopa: The REAL-PET study. Annals of neurology, 54(1), 93-101.

Williams, D. R., & Lees, A. J. (2005). Visual hallucinations in the diagnosis of idiopathic Parkinson's disease: a retrospective autopsy study. The Lancet Neurology, 4(10), 605-610.

Wink, B., & Harris, J. (2000). A model of the Parkinsonian visual system: support for the dark adaptation hypothesis. Vision research, 40(14), 1937-1946.

Wintzen, M., & Gilchrest, B. A. (1996). Proopiomelanocortin, its derived peptides, and the skin. Journal of investigative dermatology, 106(1), 3-10.

Zesiewicz, T. A., Sullivan, K. L., Arnulf, I., Chaudhuri, K. R., Morgan, J. C., Gronseth, G. S., ... & Weiner, W. J. (2010). Practice parameter: treatment of nonmotor symptoms of Parkinson disease Report of the Quality Standards Subcommittee of the American Academy of Neurology. Neurology, 74(11), 924- 931.

Zgaljardic, D. J., Borod, J. C., Foldi, N. S., Rocco, M., Mattis, P. J., Gordon, M. F., ... & Eidelberg, D. (2007). Relationship between self-reported apathy and executive dysfunction in nondemented patients with Parkinson disease. Cognitive and Behavioral Neurology, 20(3), 184-192.

Zia, S., Cody, F. W., & O'Boyle, D. J. (2003). Discrimination of bilateral differences in the loci of tactile stimulation is impaired in subjects with Parkinson's disease. Clinical Anatomy, 16(3), 241-247.

Made in United States
North Haven, CT
05 November 2026

21766166R00083